みんな、
かつては研修医だった。

医師が答える
医師たちの悩み

著/柳井真知　編集協力/有吉孝一

Kinpodo

はじめに

　「今日は完璧だった！」。医者人生20年が経過した今でも、そう思える日など滅多にありません。診療を振り返ってああすればよかったかも、こう言えばよかったかもと悩む日々です。

　そんな中で出会ったのがダニエル・オーフリの『医師の感情　「平静の心」がゆれるとき』（医学書院）でした。経験豊かな医師でも現場では同じように悩み迷っている。その事実は私に明日も診療現場に立つ勇気を与えてくれました。

　こんな本が日本の医療現場からも生まれたら。そう思っていた矢先、なんと自ら執筆する機会をいただきました。私にはオーフリ先生のような重厚なエッセイは書けないけれど、毎日、研修医の先生たちの話を聞いています。それを悩み相談という形でまとめたいと考えました。といっても平凡な一臨床医に過ぎない私には荷が重い面もあります。自分をこれまで支えてきてくれたものは何か、そう考えたときふたつ、頭に浮かびました。

一つは、患者さん、家族、先輩、同僚、後輩からの言葉。ひとりでは到達できなかった解決策に気づかせてくれた言葉です。もう一つは、本。自分の人生にはいつも傍らに本があります。出会ったこともない、時代も違う人たちでも、同じように悩んだり苦しんだりしたことを知ること、それは本を読むことの最大の楽しみの一つです。本から聞こえてくる言葉は時代や国境を超えて悩む私たちに答えをもたらしてくれます。

　そんな経緯で、研修医や専攻医の先生たちからよく尋ねられる質問や、私自身や他の医師たちがこれまで直面してきた悩みを集め、心に響いた本（や映画、ドラマ）から文章やセリフを拝借しながらお答えする、この本が生まれました。あくまで「こころ」の処方箋です。医学的な知識を得たいという目的には、残念ながらこの本は適していません。たくさんのエキスパートが書いておられる、名著の数々をお読みください。

　教科書は通読するものと教えられましたが、この本は教科書ではありま

せん。ご自身の悩みに近いものを見つけたら、ぜひ、そこから読んでみてください。

　「自分だけではない」と気づくとどんなこともちょっと楽になるのではないでしょうか。渦中にあるときは足元しか見えていないことも多いですが、他人の考えや経験を聞くことが深い悩みの森から抜け出す第一歩となることもあります。悩み多き研修医、専攻医、そして答えに迷う上級医の先生たちが、この本をきっかけに、みんな同じように悩んでいるんだ、そしてこんな考え方もあるかもな、とちょっとでも思って楽になっていただけたら、これほどうれしいことはありません。

　巻末には今回力を借りた本（一部、ドラマ、映画）の一覧を付け、紹介文を添えました。興味のある方はぜひ「孫引き」してみてください。

　執筆の機会をくださった金芳堂・編集部の藤森祐介氏、研修医時代から相談相手となりこの本のアイデアをくださった有吉孝一部長、時には叱責

し、時には励ましの言葉をくれた患者さん、家族、先輩後輩、友人たち、さらに、自分の道しるべとなった本を世に出してくださった世界中の方々に心より感謝申し上げます。

"No man is an island." 私たちはみな、たくさんの人に支えられて生きているのですね。

2020年6月

柳井真知

朝のように　花のように　水のように

　柳井真知は研修医当時、どの指導医からも「静かで、美しく、落ち着いている」と称された。開高健が好んで色紙に書いた言葉「朝のように 花のように 水のように」を地で行く人である。

　戦場のような仕事に向くのは、ハイパーアクティブな人ばかりではない（実は、そういうキャラクターのほうが多い）。救急とは不安定性への対処であり、突出でなく協調、混沌とは対極の静謐が救急医の求められる素質である（本書p.52「優れたリーダーの条件はなんでしょうか」）。

　彼女は常に周囲から高い評価を得てきた。その評価を維持させるだけではなく、さらに上回るため、真摯な努力を重ねた結果が現在の姿である。努力を習慣とし、常に怠らない。状況を受け入れ、無駄にややこしくせず、偶然を信じない（p.86「マルチタスクの救急の仕事についていけません」）。

　レストランや居酒屋のメニューは遅くとも 7 秒以内に読解し、注文の決断が速い（p.90「忙しい現場でどうすれば即座に決断できるようになるでしょうか？」）。時に削られることはあっても、苦労や失敗を身に着け、経験を次の対処方法として自家薬籠中の物とする（p.26「臨床には自分を削る瞬間

がある」)。山と自然を愛し、常在戦場にあって、ささやかな楽しみでも忘れない（p.226「仕事漬けで、いいんでしょうか」）。

　本書は悩み相談の形を借りた、研修医とかつては研修医だった指導医たちの物語である。

　開高健は週刊プレイボーイ誌に連載した悩み相談をまとめる際、その書『風に訊け』の冒頭で、「一気に読まないでください。ききすぎるクスリと同じです。1回に2つか3つ読むのが適量です……」と述べている。読者は前掲書と同様、この『みんな、かつては研修医だった。　医師が答える医師たちの悩み』でも、気になるところを2つ、3つずつ拾い読みしてほしい。必ずや響く箇所があるはずである。

　その一文に出会ってもらえれば、本書の目的は十分達せられる。

　「物語とは喪失に始まり、補完されて終わるもの」だからである。

2020年6月

有吉孝一

目　次

研修医のときしかできないことがある

怒られるうちが花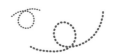

会いに行く。それだけでいい

時には病院を出よう

※本書に出てくる書籍の出版社名は単行本での発売時のものを記載しております。

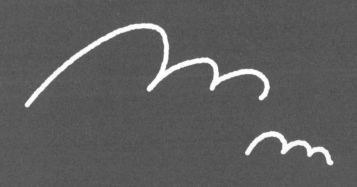

研修医のときしか
できないことがある

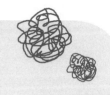

研修医と名乗ることに
不安があります。

初期研修医としての診療が始まりました。「研修医の○○です」と名乗ると、あぁ、新米の先生ね、というような顔をされます。自分が問診した後、上級医と一緒にもう一度診察するのですが、患者さんは最初からこっちの先生に診てもらえたら早いのに、と思っているのではないかと考えてしまいます。(研修医1年目)

―― "自分だからできない"ことはたくさんあるに決まっている。だから、僕は"自分だからできる"ことをそこに探そう。

『ボクは坊さん。』白川密成　ミシマ社

　私たちが研修医の頃は、研修医であろうがなんであろうが、病院で働き始めたら一人前の医者。まずはひとりでやってみろ、と現場に放り込まれていました。患者さんにも「研修医です」と名乗ることはほとんどなかった。というか、「言うな」と言われていた気がします。今は真逆ですね。自己紹介もそうですし、研修医の先生たちが単独で判断を下すことも少なくなっています。守られていていいなあ、とうらやましく思いますし、患者さんにとってもより安心できる診療が担保されているのは喜ばしいことですが、反面、自分の立場を物足りなく思う研修医の先生も多くいることでしょう。

　なんといっても、学生時代から研修医時代へのギャップは激しいもので

す。大学では最年長学年として学部でも部活でも幅を利かせていた。それが病院に就職するといきなり（言葉は悪いですが）「最下層」になってしまうわけです。上級医からは、また手のかかるヤツらが入ってきたな、ゴールデンウィークの救急診療は右も左もわからない研修医だらけで大変だと言われ、看護師さんからはまるで手足のように用事を言いつけられ、患者さんからは何を言っても信用してもらえない……。突然役立たずな人間になり果ててしまったように感じるのも無理のないことです。

　でも、そんなふうに悲観してしまうのはちょっと早いかもしれません。研修医の先生には、その時期しかできない大切なことがあるのです。

　それは、患者さんに一番近い立場で、患者さんの話を聞くこと。

　私が1年目の研修医のとき、悪性中皮腫の患者さんを受け持ちました。自覚症状はほとんどなく、呼吸状態も安定していましたが、検診で胸部単純エックス線写真の異常陰影を指摘されての検査入院でした。最終的に胸膜生検で診断が下り、決まった治療方針は手術。今は専門外なのでわかりませんが、当時の中皮腫の手術は大量の出血が予測され、輸血が必要な可能性が高い治療でした。しかし、患者さんの家族がエホバの証人の信者さんだったのです。患者さん自身は信者ではありませんでしたが、家族の強い意向で輸血は行えないことに。私がいた病院では、患者さん側の信条にかかわらず、医学的判断で輸血は行う方針でしたので、患者さんは完全無輸血で手術してくれる病院に転院せざるを得なくなってしまいました。この最終判断が下るまでの数週間、研修医の私にできたことは何だったと思いますか？　何もありません。生検は上級医の先生が行いますし、病理診断は当然病理の先生、治療方針のディスカッションは呼吸器内科と外科の

先生の間で行われます。家族との話も、転院先の調整も上級医の先生がするわけです。私は毎日患者さんのベッドサイドに行って、聴診して、お話を聞くだけ。患者さんは、ぽつりと言いました。「ほんとは、この病院でこのまま手術を受けたいんだけどね。家族が言うからね……」。

　転院の当日。挨拶に行った私に患者さんは小さな封筒に入ったお手紙をくれました。ひとこと、「やさしさを、ありがとう」。

　初めて患者さんからもらったお手紙でした。これ以降、こんな内容の手紙をもらったことは数えるほどしかありません。自分は言葉のうまい人間でもないですし、特に救急の慌ただしい現場にいるとぶっきらぼうな言葉や厳しい対応になってしまうことが多いのが現実です。あのとき、何もできなかったペーペーの私に患者さんがなぜあんな手紙をくれたのだろう。うれしさの一方で、ずっと、不思議に思っていました。

　その答えはそれから20年近くたった先日、ある会話の中でもたらされました。私が山に登る際、しょっちゅうお世話になっている、ふもとのお宅のご夫婦とお話ししていたときのことです。研修医の先生たちが毎日大変な思いをしながら診療している、そんな話題になったとき、奥さんが言われました。「でも、なんにもできないって言っても、研修医の先生は一番患者さんに近いところにいるじゃない？　患者の立場から見たら、研修医の先生にだからこそ言えることってあると思う」。

　研修医にしか言えないことがどの患者さんにもあるのかもしれない。というより、患者さんが他の医療スタッフには言えないことを、言ってもらえるような研修医が、患者さんが求める研修医の姿なのかもしれない。研

修医からそれが他の医療スタッフに伝えられて良い方向に行くこともあるかもしれないし、そうならないかもしれないけれど、それでもいいのかもしれない。そう、気づきました。

　私たち医療者は、専門知識を身につけていけばいくほど、残念なことですが患者さんとの距離が離れていき、患者さんの本当の気持ちを察することができなくなっていく危険があります。よく見えれば見えるようになるほど、逆に見えないものが出てきてしまうのです。

　患者さんの思いが一番わかる今、患者さんが一番話しやすいと思ってくれている今、たくさんの患者さんと出会い、たくさんの話を聞いてください。それは必ずあなたの中に残り、これからの医師人生を支え、つまずいたときに支えになってくれる大切な経験になるはずです。

研修医のときしかできないことがある

どうすれば
信頼されるでしょうか？

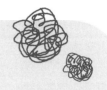

いよいよ研修医としての仕事が始まります。知識も経験も乏しい自分が、
患者さんからちゃんと信頼してもらえるのか、医療チームの一員として役
に立てるのか、不安でいっぱいです。（研修医１年目）

> ── どんなプロも、最初の一日目がある。そして今日がその一歩なのだ。
> 『モンベル　７つの決断　アウトドアビジネスの舞台裏』 辰野勇　山と渓谷社

　待ちに待った日がやってきました。医師として診療の現場に立つ初めて
の日です。とはいえほとんどの人にとっては、学生という温かい外套を脱ぎ
捨て、時には向かい風も吹く社会という荒野へ向かう第一歩となります。
期待と不安が入り混じった複雑な気持ち、よくわかります。

　さて、新人のあなたに患者さんや先輩スタッフたちが期待していること
が知識や経験ではないのは、あなた自身もよくわかっていると思います。
だからこそ、どうすればいいのか、わからなくて不安なのですよね。

　新人だから何もできない？　いえいえ、そんなことはありません。あ
なたがまず今日からやるべきこと、それは、知識や経験を積みやすくする
「場」を作ることです。そして、学びの場の指導者は、先輩スタッフと、患
者さんなのです。では、先輩たちと患者さんたちと、どのような関係を築
いていけばよいのでしょうか。

まず先輩スタッフとの関係について考えてみましょう。あなたは学生時代一生懸命勉強して、試験もよい成績で卒業したかもしれませんし、そうじゃないかもしれませんが、少なくとも大学卒業時はあらゆる領域の基礎知識は身についているはずです。しかし、臨床の現場で求められる知識は教科書の知識とは違うのです。

　例えばこんな感じです。ERでは大学5、6年生の病院実習や見学の学生さんとディスカッションする機会があります。実習の中で遭遇した症例について、鑑別疾患を挙げてもらうと、第一に挙がるのはたいてい「癌」です。確かに国を挙げての癌対策が行われている日本の医学教育としては成功なのかもしれません。しかし、救急という場では対処が遅れると命を落としかねない緊急度の高い疾患をまず考え、次に、そこまでではないかもしれないけれど、疾患として重篤な重症度の高い疾患を考えていくことが求められます。もちろん、これは救急だからであって、専門内科や外科の外来に歩いてきた患者さんでは当然鑑別の順序は異なってきます。このように、知識を診療現場に合わせて修飾していく必要があるのです。これは研修医の先生がひとりでできるものではありません。先輩たちの助言があってこそできるもの。つまり、「この研修医には伝えたい、吸収させたい」と先輩たちに思わせる研修医になれば話は早いのです。それには、どうするか。

　「正直は最良の策」と言われますが、「素直であること」こそは、その近道。助言や指導をまず、聞く。聞く姿勢を見せられる相手にはどんどん聞かせたくなるものです。先輩たちは持っているものをせっせと出してくれるでしょう。受け取ればあなた自身の選択肢も広がり、状況に合わせて、どの助言に従うのが患者さんにとって一番よいのか、だんだんわかってく

ることと思います。もちろん、助言や指導の内容に納得がいかないことも
あるかもしれませんが、そこにはあなたがまだ想像できない深い思慮が隠
れているのかも。一度持ち帰り、どうしても理解ができなければ説明を求
めてみましょう。

　さて、もうひとりの指導者、患者さんとの関係はどう作っていけばよい
でしょうか。外来の予診やERでの診察の際には、すべての患者さんがあな
たにとって初対面。短時間で、初対面の人と信頼関係を築くことの難しさ
を実感することと思います。でも、こういう状況は、逆の立場で、あなた
も毎日体験していますよね。例えば、初めてのお店に入ったとき。この店
員さんとなら話せる、買い物しようと思うのはどんなときでしょう？ 「大
事にされていると感じること」。信頼関係の第一歩はこれです。患者とし
て、今、大事に扱われている、そのように感じると人は心を開き、話して
みたくなるもの。私はあなたを大事に思っていますよ、と伝える最も簡単
で具体的な方法、それは「丁寧な言葉遣いをすること」です。「おじいちゃ
ん、調子どう？」。そんな言葉遣いが許されるのは10年、20年同じ患者さ
んと付き合って信頼関係ができあがった医療者だけ。「○○さん、今日はい
かがですか」と聞きましょう。あなたの言葉は患者さん本人だけでなく、
家族も聞いています。自分の親を初対面の若者にいきなりおじいちゃん、
おばあちゃん呼ばわりされていい気分の人はいません。逆に丁寧な言葉を
使えばそれだけで自分あるいは家族を大事に考えてくれているという気持
ちが伝わります。「言霊」というように、言葉は心とつながっています。丁
寧な言葉を口に出すことで、あなた自身のなかに、この人のことを大事に
考えなければいけないという気持ちが生まれるはずです。

　　最後にもう一つ大事なことは、経験不足を行動で補うこと。行動といっ

ても医療行為ではありません。誰でもできることです。私の実家周辺で大人気の開業医さんがおられますが、評判の理由を患者さんたちはこう語ります。「あそこの先生は、椅子から立ち上がって迎えてくれる」、「部屋を出るとき扉を押さえて見送ってくれる」。信頼は知識や肩書だけから生まれるものではない、ということを実感します。こういったことならあなたも今日からできますよね。最初は面倒でも続けていれば習慣になってきます。そんな小さな行動を患者さんは見ています。

　素直であること、丁寧な言葉遣いをすること、人を気遣う気持ちをもって行動すること、これはすべて謙虚な気持ちがあれば自然に生まれる考え方や行為であると思います。これは研修医のあいだだけの話ではありません。謙虚な気持ちで人の話を聞き、行動に移す姿勢は何年たっても、あるいは年月がたつほど、あなたをさらに成長させる力となります。

　かつて出会ったカナダ人英語教師の言葉を思い出します。「日本語で一番好きなことわざは『ミノルホドコウベ』です」。

　あなたは今、目指していた医師としての第一歩を踏み出しました。いまも、そしてこれからも実っていくほど頭を垂れる、謙虚さを忘れない、皆から信頼される医師に育ってください。

謙虚さを忘れないで。
素直さと丁寧な言葉遣いがあなたの道を開く

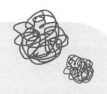

患者さんにうまく
病状説明ができません。

右下腹部痛の10代の男の子が受診しました。虫垂炎を疑い、お母さんに造影剤使用の同意をもらって造影CTを施行したところ、アナフィラキシーショックになってしまいました。早期の対応ですぐに落ち着いたものの、お母さんはカンカン。「そんな危険な検査だと知っていたら同意しなかったのに！」と。説明書を見せてリスクについてはちゃんと説明して、サインももらったのに……。もともと人と話すのが得意ではなく、この仕事、自分に向いていないのかもと悩んでいます。（研修医1年目）

> ―― すでに自分でわかっていることをほかの人に言ってもらうのが役立つ場
>   合がときにはある。
>
> 『生まれ変わり』ケン・リュウ　早川書房

　もともと社交的でもなく、できれば家でじっと本を読んでいたり、ひとりで山を散策したりするのが好きな私は、学生時代も知らない人との会話が苦痛で接客のアルバイトが続かなかったくらい、人と話すのが好きではありませんでした。臨床の現場に出ることになって一番心配だったのも、初対面の患者さんや家族とちゃんと話せるだろうか？　ということでした。でも、話すのが苦手だからと言って、患者さんや家族に話を理解してもらえないかというとそんなことはないのです。苦労した私からの小さなアドバイスをいくつかお伝えしたいと思います。

まず、人は、理解できないこと＝聞いていない、と考えます。一生懸命話しても、相手が理解していなければ記憶に残らず、聞いていないということになるわけです。臨床現場でこのコミュニケーションエラーの最大の原因となっているのは、「専門用語の使い過ぎ」です。例えばこんなふうに説明しませんでしたか？　「虫垂炎を疑っています。急性腹症と考えていますので、すぐに診断する必要があります。造影CTが一番いいと思います。造影剤を点滴しながらCTをとります。造影剤でアナフィラキシーを起こす人がいますが、すぐに対処しますので大丈夫です」。

　ここまでひどくはないかもしれませんが……。まず、「虫垂炎？？？」となる人は結構います。「虫垂炎」と言ってもいいのですが、「いわゆる、盲腸、ですね」と付け加えれば、「ああ、なるほど」と心の中でうなずいてもらえるでしょう。「急性腹症」、もちろんこれはちんぷんかんぷん。「もしそうだったらすぐに手術したほうがいいので」と言えば緊急度は伝わります。「造影剤」自体も、どんなものか想像がつかない人も多いです。「血管の中に流す薬ですが、それによって血管や内臓が見えやすくなり、病気の部分とそうでない部分の区別がつきやすくなります」などと説明すれば、必要性がわかってもらえるでしょう。「アナフィラキシー」、これも実際経験した人にしか伝わらないと思います。「重症のアレルギー反応が起こって、息が苦しくなったり、血圧が下がったりする場合があります」と言い換えましょう。せっかく最後に「ちゃんと対処します」と言っているのに、そこまでの説明内容を全く理解してもらえていなければ意味がありません。

　でも、専門用語、ついつい使ってしまいますね。私たちの生活の中では日常に使う言葉ですし、専門用語で説明したほうが言葉も文章も短くて楽です。専門用語を使わずに説明することは面倒で、エネルギーのいること

でもあります。

　専門用語を使わない、そのためには、「慣れ」や「練習」も大事です。おすすめするひとつの練習法は「医療と関係がなく、かつ、気楽に質問してくれるような人と医療の話をする」ことです。ご家族が医療関係者でなければ一番いい練習相手ですね。「こんな患者さんがいて……」と（守秘義務を超えない範囲で）話してみてください。「え？　それどういう意味？」。きっと、聞き返されるはずです。そこで一般用語に言い換えて理解してもらえるまで説明する。これ、かなりいい練習になりますよ。ご家族にいなければ違う業界のお友だちでもいいですね。

　そんな相手がいないという方へのおすすめは「説明がうまい人の話を聞く」こと。医学の領域であれば、テレビや雑誌などで人気の先生のお話を聞いたり、読んだりしてみましょう。マスコミ・一般受けする医療者がよい医療者かというと、それはまた話は別ですが、コミュニケーション能力の高い人であることは確かです。まねできる部分がたくさんあるはずです。外へ出ていかなくても、病院内でも、「あ、この先生説明がうまい」、「患者さんから人気があるな」と感じる医師の話を盗み聞きしてみましょう。余裕があれば、医療と全く違う業界の専門家の話を聞きに行くのもいいですね。自分が知らない専門的な話を、どのように話せば理解できるのか、身をもって感じることができます。

　そういった練習を重ねて、患者さんや家族に説明する場面が実際にきたとしましょう。やっぱり自信がない。そう思うかもしれません。では、最後の一手。「原稿」という名の「説明書」を作りましょう。今回のように、同意書が作られていればそれを最大限活用しつつ、わかりやすく説明でき

る言葉があれば書き加えておくのもいいですね。特に深刻でややこしい病状説明をする際などは、話をする前に、問題点や見通し、決めたいこと、などをわかりやすい言葉で箇条書きにして、患者さんや家族に見せながら説明すると、あなた自身も落ち着いて説明できますし、相手の理解の大きな助けにもなります。事前準備には当然時間も労力もかかりますが、手間を惜しまないこと、これが相手の満足への近道です。

　あなたにも医者ではなかった時代があります。そんなとき、どのような説明をされたら理解できたか、そんな想像力も交えて練習を重ねてください。1年後には、後輩からまねしたいと思われる「説明者」になっているはずです。

> **遠回りに思えても、**
> **医学用語を使わず丁寧な説明を心がけよう**

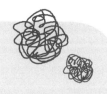

患者さんから叱責されて落ち込んでいます。

高熱と咳で高齢の男性が受診しました。レントゲンでは肺炎を疑う浸潤影があります。食事も水分もとれていないということでしたし、抗菌薬も必要と思ったので点滴をしようとしましたが、なかなか静脈ルートが確保できませんでした。患者さんは最初から「痛いなあ！ なにやっとんねん！」と怒鳴っていたのですが、しまいには「へたくそ！ もう二度と触るな！」と拒否されてしまいました。結局、他の先生に代わってもらい無事点滴を開始できましたが、結構、ショックでした。（研修医１年目）

> —— 人は四色ボールペンのようなものだと思う。ここでは赤、こっちでは青という具合に、コミュニティごとに出す色を変えている。相手の一面だけを見て、「この人はこういう人！」と決めつけてしまうのはもったいない。
>
> 『山小屋ガールの癒されない日々』吉玉サキ　平凡社

　なんだか調子の悪いときというのはいくつになってもあるもので、数えきれないほどやっているはずの静脈路確保がうまくいかないことが今でもあります。その他の手技においても然り。自分でも心の中で「あーうまくいかない……」と落ち込んでいるのに、患者さん本人からさらに文句を言われると、やむを得ないとは思っても気は滅入るものです。

　さてこの患者さん。普段からこんなに怒鳴り散らす人なんでしょうか？

娘さんに聞くと「普段は割と穏やかなんですけどねえ……」とのこと。いったい、どうしてしまったのでしょうか。

　ちょっと気持ちを切り替えて、患者さんの胸の内を想像してみてください。高い熱と咳が続き、眠れない夜を過ごし、やっとの思いで病院にたどり着きました。調子が悪いのは自分が一番よくわかっています。何か悪い病気かもしれない。今日は家に帰れないかもしれない。先生たちもレントゲンを見て顔を曇らせている。どんどん不安は募ります。周囲の言動に過敏に反応するようになります。普段だったら仕方がないと許せることも許せなくなります。ほら、この患者さんも入院が決まって、ストレッチャーの上で移動していくとき、看護師さんに言っていましたよ。「いやー、何の病気かと思って不安やったんや。肺炎やったんや。なんかわかって気が楽になったわ」。

　そうなんです。みんな、不安なんです。周りに対する攻撃的な言動は、不安の裏返し。何か悪い病気かもしれない、想像していたより重症かもしれない、そう思っているときに点滴もなかなか入らない、となれば、自分の体の状態がそれだけ悪いのかもしれないとか、治療が遅れてしまうとか、ますます不安は募るのも、無理からぬことです。

　人はそれぞれいろいろな顔を持っています。吉玉サキさんは、山小屋で働くスタッフの日常を『山小屋ガールの癒されない日々』に記しました。山小屋は普段の生活とは異なる一種特殊な環境です。そこで働くスタッフも、訪れるお客さんも、あれ、こんな人だったっけ？　と思うような別の顔を見せることがあります。それを吉玉さんは「人は四色ボールペン」と表現しました。言いえて妙だなと感心したのですが、実際には、４色どこ

ろか、6色、12色とさらにたくさんの顔を見せる場合もあるかもしれません。あなただって、当直入りの前のどんよりした気分のときと、当直明けの解放感あふれるときとでは、周りに見せている顔が違うのではありませんか？　かつて、当直中にキャラクターが変わる医師のことを、ある有名な総合診療・救急の先生が「一過性人格障害」と表現しました。昼間はとてもよい先生で、どんなことを尋ねても親身に対応してくれるのに、睡眠を妨げる深夜に電話するとぶっきらぼうだったり、怒りだしたり、まるで別人のよう。そんなときは「一過性人格障害」なのだと思ってあげて寛大に対処しましょう、というアドバイスが込められていました。

　医療者もコンディションによって一過性人格障害になります。ましてや患者さんはそもそも調子が悪いために病院に来ているのですから、いつも同じきれいな「色」ばかり出してはいられないわけです。

　そうはいってもなかなか自分のなかで消化できない体験になってしまっているというあなたに、ちょっと荒療治のアドバイスをひとつ。入院した患者さんの経過は電子カルテを見たり、病棟記録を見たりすればわかると思います。だいぶ良くなってこられたそのタイミングで、ちょっとご挨拶に行ってみてください。ERでお会いした研修医です、経過が気になってお会いしに来ました、そう言って怒る患者さんはいないはずです（もちろん、担当医の許可は必要かもしれませんが）。そのときに患者さんがあなたに見せる顔は全く違うはずです。「あー、あのとき点滴痛かったわ！」くらいは言われるかもしれませんが、体も精神も落ち着いてきた患者さんはきっとすべて水に流してくれるはず。あるいは、痛いとき、つらいときの記憶は抜け落ちている場合も多いので、ERでの出来事はすべて忘れている、という状況も考えられます。どうしても顔を合わせる勇気がなけれ

ば、看護師さんに病棟での様子を尋ねるだけでもいいでしょう。いずれにしても、あなたの心のもやもやを吹き飛ばす体験になるはずです。

　「かわいい患者さん」が一番得をするのは真実。しかし、つらいときにいい顔ばかり見せていられないのが人間です。私たちはたくさんの患者さんの、精神的、肉体的に一番苦しい場面に寄り添う仕事を選んでいます。相手が出してきたボールペンの色に合う色を、私たちがそっと重ねるしかないのです。

病院に来る人は、みんな不安。
怒りは不安の裏返し

女医は得？

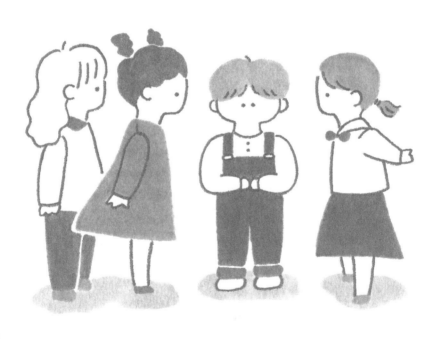

医学部の女子割合が大学によっては5割を超える時代となり、女性医師も珍しくなくなった昨今、女性だからという理由で患者さんから渋い顔をされる場面は少なくなりました。男性医師よりも女性医師が担当したほうが、患者さんの生命予後がよい、なんていう研究（Tsugawa Y, et al. JAMA Intern Med. 2017; 177: 206-213）も報告されてからは、職場でも女性医師が重宝されるようになった気もします。それはそれで喜ばしいことなのですが、時に女性医師であることのデメリットが生じてしまう場合もあることを、肝に銘じておかなければいけないと感じた出来事がありました。

　金曜日、ある病院の小児科に、10代の男の子が腹痛、嘔吐で受診し、胃腸炎の診断で緊急入院となりました。主治医は女性医師。そのまま週末に入り、診療は当直医が交替で行っていましたが、全員たまたま女性でした。病状が改善しないまま月曜日を迎え、男性看護師が訪室した

そのときのこと。「実は……」と、パンツをめくった男の子。男性看護師が目にしたのは腫脹し紫色となった陰嚢でした。最初から陰嚢が痛かったものの、診察する医師が全員女性、看護師も全員女性、付き添いもお母さんだったことで、思春期の彼は真実を告げられなかったというわけです……。精巣捻転として泌尿器科医を呼び、緊急手術で何とか精巣を温存することができました。もちろん、全身をくまなく診察していれば済んだことではあるでしょう。しかし、最初から男性医師であれば彼も「実はちょっと……」と切り出せて、こんなに長く苦しまなくて済んだかも、と思うと「女性医師だから患者さんの予後がいいはず」なんて、鼻息荒くしてばかりもいられないなあと思うわけです。

　診療の基本に立ち返ること、患者さんの羞恥心をおもんぱかりつつもプロに徹すること。難しいことですが、心がけなければいけないなあと感じたエピソードでした。

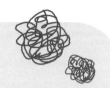

限られた時間で
うまく話を聞き出すには
どうしたらいいですか？

ERで問診をしていると、いつの間にか自分の聞きたいことから脱線してしまっています。この前も患者さんが自分の戦時中のことを語りだし、止まらなくなって困りました。上の先生からは「いつまで話聞いてんねん」、「時間かかりすぎ」と注意されます。限られた時間の中でうまく話を聞き出すにはどうしたらよいのでしょうか。（研修医1年目）

> ―― "Sometimes you just have to dance to the music that is playing."
> （流れてる曲に合わせて踊らなきゃならないときもある。）
> シーリー・ブース／『BONES ボーンズ ―骨は語る―』シーズン9, エピソード13

　私たちのERには、研修医1年目の先生たちが3か月ERに配属され、上級医の指導のもと、患者さんの診療にあたります。救急車で運ばれてくる患者さんだけでなく、普通の外来のように歩いて受診する患者さんもたくさんいます。1年目の先生にはまず歩いてきた、トリアージでそれほど緊急度が高くない、と判断された患者さんを診てもらうところから始めますが、診察ブースに入ったまま、20分、30分と時間が経過し、しびれを切らして指導医がのぞきに行くと、患者さんが主訴とは関係のない話をとうとうとしゃべっていた、という光景は珍しくありません。夕方、その日の症例をひとつずつ振り返って上級医とディスカッションする場でも、「患者さ

んの話がどんどん脱線していってしまって……。自分の聞きたいことが聞き出せないんです」という研修医の先生の悩みも、毎年のように耳にします。

　患者さんが話してくれるということは、大事なことではあるのです。患者さん自身が問題点を話してくれなければ何も始まりません。「何か月も前から」という主訴の患者さんがERに来たときに「かかりつけの先生には相談しましたか？」と聞くと「かかりつけの先生は話しても聞いてくれないから、救急に相談に来た」という返答を聞くことはよくあります。そんな、話をしたくもならないかかりつけの先生より、話を聞くあなたのほうが患者さんにとってはありがたい先生です。

　が、時間の限られるERや一般外来の問診で、ただただ傾聴ばかりしているわけにもいきません。聞き出し、整理し、問題点をまとめ、解決に導く能力があなたには求められています。

　メディカルサポートコーチングという言葉を聞いたことがありますか？コーチングは希望や目的を達成するために、相手が持っている答えを引き出し、自発的に解決へ向かうよう導くコミュニケーション法で、一方的な教育となるティーチングとの対比でよく使用される言葉です。これを医療の世界に応用し、医師患者間、医療スタッフ間でのコミュニケーション法に発展させたのが「メディカルサポートコーチング」です（興味のある方は『メディカルサポートコーチング─医療スタッフのコミュニケーション力＋セルフケア力＋マネジメント力を伸ばす』奥田弘美、木村智子、中央法規出版をお読みください）。いくつかの基本的なスキルが提案されていますが、その第一は「聞く（聴く）こと」。先入観を排除し、口を挟まずに、

最後まで相手の話を聞く。「ペーシング（相手と視線を合わせる、話す速度を合わせる）」、「相づち」、「オウム返し」などで相手の安心感を得、話しやすい状況を作ります。そのうえで「質問する」。オープンクエスチョンや、言葉の言い換えを用いたりして、さらに患者さんの求めるものを引き出していきます。そして最後にあなた自身の考え、解釈、提案を「伝える」。基本的なスキルはこの3ステップとなっています。あなたはおそらく第一ステップの「聞く」ところはできている。ですが、次の「質問する」ところがうまくいかないのでしょう。ある内科の先生が提案されていましたが、「問診では、とりあえず最初の3分は黙って聞く。3分経過したら、そこからは切り替えてガーッと質問攻め」、こういう方法もあるかもしれません。緊急度によって3分が1分になったり、逆に5分になったりということもあるでしょう。今回、患者さんから戦争中の話が出てきたとすれば、もしかしたら患者さんは戦時中に受けたケガや心的ストレスと比較したかったのかもしれません。「戦争のケガの痛みを10点としたら今日の痛みは何点くらいですか？」というような質問につなげていくこともできるかも。次の「伝える」の前には、指導医とディスカッションする必要があるかもしれないですね。

　ドラマ『BONES』は、女性法人類学者であるブレナンが、FBI捜査官のブースと組んでさまざまな事件を解決していくテレビドラマシリーズです。医学的にも興味深い内容が満載なので、お好きな方も多いかと思います。このブレナン博士、ものすごく有能なんですが、キャラクターが強烈で、まあ、人の話を聞きません。聞いているように見えても独自の解釈ですべてを進めてしまいます。そこをカバーするのが相棒のブース。マッチョな外見からは想像できない優しく公平な心を持ち、話をよく聞いて、人の心を開きます。ブレナンも事件を解決して遺された人の心を救いたいという

目的を共有することで、ブースのよい影響を受け、だんだんと話を聞き人の思いを理解するようになっていく過程も、このドラマの見どころのひとつです。ご紹介した言葉は、ままならない現実にもどかしさを訴えるブレナンに対してブースがかける言葉。まさに相手に寄り添い話を聞いてきたブースならではのセリフだと思います。

　問診も人同士のコミュニケーションです。人と交流する場面は仕事だけでなく毎日の生活の場にあふれています。日常生活の中でもこのコーチング的方式を使って、あなたの質問スキルをぜひ磨いてください。

> ## 聞く（聴く）、質問する、
> ## そして伝える

臨床には
自分を削る瞬間がある

精神科医の友人が、恩師からの言葉として教えてくれたフレーズです。精神科では、なかなか心を開いてくれない患者さんの問診中、「自分にもこんなことがあって……」と医師が自分自身の体験や思いを語ると、その後、患者さんがふっと本音というかこれまで話していなかったことを語ってくれるようになる、それによって診断がついたり、治療の方向性がわかってきたりすることがあるそうです。「自分を削る」、つまり「こちらも自分の素の姿を一瞬見せる」ことで、「先生と患者」という見えない壁にできた扉が開き、良い関係につながっていく。これっ

て、精神科の問診だけでなく、普段の病状説明などでもあるあると言えそうです。「先生だったらどうしますか？」、「先生のご家族だったらどうしますか？」。そう聞いてくれる患者さんがいたら、あなた自身の率直な気持ちを語ってください。たどり着く結論がどうであれ、真剣に考えて考えを語るあなたの姿に患者さんや家族は安心感と信頼感を覚えるのではないでしょうか。

これ、臨床生活にも当てはまる言葉だと思います。どうしても私的な時間を犠牲にして診療にあたらなければいけない状況が出てきたり、やりたい楽しいことを後回しにして、

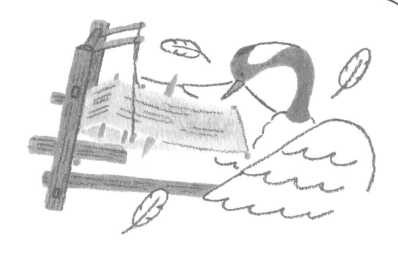

勉強しなければいけないときは、必ず起こります。

　でも大事なのは「瞬間」というところ。ずーっと自分を削っていたらどうなるでしょう？　心もからだも疲弊していきます。仕事と私生活の境目も見えなくなってしまうかもしれません。私も「医者って鶴の恩返しの"つう"みたいだな」と思ったときもありました。自分の羽で反物を織るとみんなは喜んでくれるけれど、自分はどんどん痩せ細っていく……。そんな感じでずっと働いていたらどうなるでしょう？　行きつく先は精神やからだの病気、バーンアウト。あるいは自分より働いて

いないように見える周りへの怒りが言動となって現れ、職場での人間関係がぎくしゃくしていく。そうなってしまった人もたくさん見てきました。

　臨床医である以上、患者さんとのやり取りの中で、日々の診療生活の中で、どうしても自分を削る瞬間がある。それを回避してはいけないし、それによって患者さんとの良い関係が生まれたり、救命できたりする効果はたくさんある。でも、「ずーっと」ではなく「瞬間」を積み重ねて充実した人生を送ってほしい。それが、恩師が伝えたい真意だったのではないかなと、勝手に想像しています。

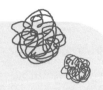

重症患者さんの前では
パニックになり、
何をすればいいのか
わからなくなってしまいます。

重症な患者さんが来ると、何をすればいいのかわからなくなってしまいます。「先生、次どうするんですか！」。ベテラン看護師さんからの声が飛ぶたび頭の中が真っ白になって、手が止まってしまいます。自分は器用じゃないし、手技もパッとできません。やはり、経験値を上げるしかないでしょうか。（専攻医１年目）

—— 初めて挑むことであっても、決して臆せず、一心に、丁寧に。そうした心持を、私は忘れていました。何時の間にか臆病に、そして傲慢になっていたのです。

『花だより　みをつくし料理帖　特別巻』髙田郁　角川春樹事務所

　私の住む神戸市に、「竹中大工道具館」という美術館があります。竹中工務店の本社跡地に建つ旅館とも見まごう日本家屋に一歩足を踏み入れると、そこは都会の喧騒と切り離された別世界。木や土など、日本古来の素材を活かした建築とともに、大工仕事の歴史や道具の変遷が程よいボリュームの展示で解説されています。とてもユニークな、日本唯一の、大工仕事に関わる道具や、作業風景、ポリシーなどを網羅した博物館です。ガイドさんの解説を聞けば聞くほど、大工さんの仕事は職人技。板１枚作るのも大

きな機械のない時代には大変な技術です。逆に障子の走る溝を削るとか、柱に彫り物をするとか、細かい作業もあります。それぞれ熟練した、その技術に特化した人が個別にやるのだろう、そう思ってガイドさんの後についていた私の耳に飛び込んできたのは次の言葉でした。「大工さんにとって一番大事と言われていたのは、"五意達者"です」。

　江戸時代、大工さんの教科書のような技術書に、心得として記されていた言葉でした。「五意達者にして昼夜怠らず」。「五意」とは、「式尺の墨金」、「算合」、「手仕事」、「絵用」、「彫物」の5つの技術を意味します。「式尺の墨金」は、寸法を理解し、計測できる機器を活用して寸法を測ったり、空間のおさまりを計算すること。「算合」は、工事にかかる費用や材料費などを計算すること。「手仕事」は、手が自在に使えること。「絵用」は、彫刻の下絵を描くこと。「彫物」はその字の通り彫刻ができること。この5つの技術がそろった大工が優れた大工であるとされていた、というのです。彫刻だけできたらよし、寸法さえ正確に測れたらよし、では大工としては使い物にならないし、良い建築もできないということのようです。

　重症な患者さんほど、ひとつひとつのことを大事に正確に行わねばなりません。診断など頭を使う判断もそうですし、手技もそうです。どれかひとつでも間違えたり、余計な時間をかけてしまうとドミノ倒しのようにすべてが崩れてしまいます。確かに技術的なことが正確にできるのは、スムーズな診療において大事です。でも現場で最も求められるのは、全体を見て、その患者さんにとって重要なことの順位付けができ、迷わずその順番通りに遂行できる決断力と実行力です。それができれば、それぞれは信頼できる人に任せればよい。挿管に慣れている人がいればあなたは介助に回ってバイタルサインをみておくこともできます。CVやAラインの確保も任せ

たっていいのです。前医から情報を得るのは研修医の先生に頼んでもいい
ですし、家族ケアは看護師さんに依頼してもいいでしょう。あなたの今の
役割は患者さんから目を離さず、刻々と変化していく病状を把握して、判
断することです。この、全体像を見る、というのはまさに「五意達者」と
通じるところがあると思います。一芸に秀でるわけではなく、手先の技術
だけではなく、経済観念や、計測、下準備、すべてできてこそ一人前。重
症患者さんを前にしたときも、例えば検査データの異常など、ひとつのこ
とにとらわれていると全体を見渡せなくなり、もっと大事なことを見逃し
てしまいます。あなたに求められているのはまさにこの「五意達者」、全体
を見渡す能力なのです。

　経験を積めばこれができるようになるか。確かにそう言えるかもしれま
せん。しかし逆に、経験を積めば積むほど、いろいろなこと、特に苦い経
験にまつわる記憶が振り払えなくなり、逆に枝葉末節にこだわってしまう
可能性もあります。

　基本に立ち返ること。結局、これが一番大事なことだと思います。しっ
かり話を聞くか、情報集めをし、全身を観察し、判断し、必要なことの順
位付けをして実行し、再評価する。そういう基本を学べる時期こそが、研
修医、専攻医の期間です。

　ドラマにもなったので知っている人もいるかと思いますが、『みをつくし
料理帖』という本のシリーズ終了後の特別巻『花だより』では、女性料理
人である主人公、澪が、仕事の行き詰まりから食事が喉を通らなくなった
夫のために、手を替え品を替え手のこんだ料理を作ります。しかし、なか
なか食べてもらえない。そのような中で彼女は夫の「ふるさとの味」を発

見します。それは私たちも毎日のように味わう、日本料理の基本の味でした。夫は基本に立ち返った彼女の料理で活力を取り戻します。そして、自分のためにひたむきに試行錯誤を繰り返す妻の姿に、夫は自分が忘れていた初心を思い出し、再び責務を果たす決意をするのです。その気持ちを、夫が感謝を込めて妻に伝えたのがご紹介した言葉です。

　初めてのことは毎日やってきます。これまでになく重症な患者さんも、今日あなたの前に運ばれてくるかもしれません。大丈夫。基本を思い出して、深呼吸です。「五意達者」な医師への道はあなたの前に開かれていますよ。

> **ひとつのことに秀でていなくていい。**
> **全体を見る基本の力を身につけよう**

手を尽くしても
亡くなっていく
患者さんをみていると、
無力感を感じてしまいます。

ICUをローテートして衝撃を受けたのは、よくなっていく患者さんもいれば、助からない患者さんもいるということです。今の進歩した医療技術を用いて全力を尽くせば大半の人は助かると思っていましたが、そうとも限らないんだという現実を知り、無力感を感じてしまいます。(専攻医1年目)

―― "Life is short, death is sure." (人生は短く、死は確実にやってくる。)
チャールズ・カーソン／『ダウントン・アビー』シーズン6, エピソード5

　救急の専攻医時代、ERで最も記憶に残っている出来事のひとつです。かなり高齢の女性が心肺停止で搬送されてきました。心肺蘇生術を行っても蘇生する気配がなく、付き添ってきていたこちらもかなり高齢に見える息子さんに、救命できないことを伝えました。その直後。「お母さんは死んでない！」、そう叫んだ息子さんは、自ら胸骨圧迫を始めたのです。スタッフはみんな唖然とし声も手も出ません。私もびっくりし、一生懸命息子さんに説明するのですが声が届いている様子はなく、必死で胸骨圧迫を続けています。途方に暮れ、管理当直の部長や師長も呼び、説得に当たりましたが状況は変わらず。結局、駆け付けた他の親族によって息子さんは説得さ

れ、半ば引きはがされるようにして、椅子に座り込みました。あのとき、どうすればよかったのか。息子さんは、あの後どうなったのだろうか。今は取り壊されてしまった旧病院ERでの光景が、15年近くたった今も目に浮かびます。

　医療の目的、特に救急や集中治療の目的が命を救うことである、という点に疑問を持つ人はいないでしょう。この過程にはしかし、ふたつのフェーズがあると私は感じています。

　第一のフェーズは救命という目的のために全力を尽くすとき。すべてのスタッフが持てる力や能力を総動員して、救命というひとつのゴールを目指します。ここで大事なのは目的のために個人のプライドや恥を捨てることだと感じています。誰にでも得意なこと、不得意なことはあります。得意なことは進んでやればよいのですが、解決すべき問題点が自分では能力不足、不得意な分野だと感じたら、得意な人に助言を求める、あるいはその場に来てもらえるよう依頼する。これが、ターニングポイントとなることがあります。こんなことも知らない、できないと思われたくない、という小さなプライドは誰にでもあるでしょう。しかし目的が患者さんの救命であれば、その大きな目的の前には小さなプライドを捨てなければなりません。実はとても難しく、やりにくいことです。でも、こういう医療者のプライドが壁になって、最良の介入のタイミングを逃してしまい取り返しのつかない結末に至ることだけは避けなければなりません。「最良の介入のタイミング」とはいつなのか、これは、今からあなたが学んでいくことです。そして「得意なことをできるだけ伸ばしつつも、自分の苦手な部分をしっかり認識すること（もちろんそれをできるだけ減らすよう努力を続けること）」も、これからのあなたにとって、とても大切なことです。

さて、これで無事救命できれば何も言うことはないのですが、どうしても うまくいかない場合もあります。あなたが感じているように。"Life is short, death is sure.（人生は短く、死は確実にやってくる）"、あるいは、「人は生 まれたときから死に向かって歩いている」と言われる通り、どんなお金持 ちでも、どんなに功徳を積んでも、死はすべての人にとって避けられない ものです。私たちが日常を過ごす医療現場ではより身近に、確実に、起こ る出来事です。どうしても救命が難しいという判断が、現場の総意によっ て行われたならば（状況により、第三者による倫理委員会などが判断を下 す場合もありますが）、ここから第二のフェーズに入ります。最期の時間を 患者さんや家族にいかに思い残すことなく過ごしてもらうかというのが、 この第二のフェーズの目的になります。これまでつらい治療も治るためだ からと我慢して頑張ってもらっていた患者さん、家族にとっても、また医 療者にとっても、大きなギアチェンジとなります。これが本当に難しい。 『ペット・セマタリー』というスティーヴン・キングの小説（文藝春秋）で は、優秀な医師である主人公の医師が、事故で亡くなった息子の死を受け 入れられず、「埋めれば死者がよみがえる」という土着民族の言い伝えのあ る場所に息子の遺体を埋めます。そこからさまざまな恐ろしい出来事が始 まるホラーに分類される小説ですが、知識と経験を持った医師でさえも身 内の死を受け入れることがこれほど難しいということを印象づける、ある 意味ヒューマンドラマでもあると思います。迫りくる死を受け入れること は治療者である医療者にとって難しい、まして、愛する家族を失う家族に とってはもっと難しい。しかしこの第二のフェーズをどのように過ごすか によって、家族に残る感情は大きく変わってくると思います。言い換えれ ば、私たち医療者が、患者さんと家族にどのような場、時間を提供できる かによって、ただでさえ、大事な人を失うという事実に傷ついている家族 の心が少しでも癒されるか、さらに深く傷ついてしまうかが決まるのでは

ないかと思うのです。

　私が専攻医時代に遭遇した心肺停止の患者さんとその息子さんには、この第二のフェーズを大事に過ごしてもらうことができなかった。私自身、そんな時間が大事であることも気がついていなかったし、どのように提供すればよいかを考えたこともありませんでした。親族の到着を待ってから説明したり、別室で状況を十分伝えてから面会してもらうなど、選択肢はあったはずでした。

　救命という目的のために全力を尽くす。しかし、生物にとって死は避けられないもので、敗北ではない。最期の時間をできるだけ大事に過ごしてもらうために、私たちにできることもあるはずだし、できることを探さないといけない。あなたもそこにきっと参加できるはずです。身内や恩師も順に年老い、救命を目的とした医療や死が遠いものではなくなってきた今、あの場面を振り返ってそう思います。

> **救命のために全力を尽くす。**
> **しかし死が避けられないとわかったときの**
> **ギアチェンジも大事**

生命維持も難しい状況で、家族はできることは何でもしてくださいと言います。どうしたらいいのでしょう。

自宅で倒れていた中年の女性が搬送されてきました。くも膜下出血で、手術も行いましたが予後は厳しい状況です。夫は突然のことで受け入れられない、なんとか生かしてほしいと言います。こういうときどう考えればいいのか悩みます。（専攻医2年目）

> —— いつの日か自分の番が回ってきたときに、死は悲しい終わりではなく、家族のもとへ帰る謎に満ちた旅の始まりだとわたしも気付くだろう。
> 『クレオ　小さな猫と家族の愛の物語』ヘレン・ブラウン　エイアンドエフ

　私が従事する救急医療は、その名の通り、命を救うことを第一の目的とします。しかし命を救うことを考えなければいけない場面、というのは、一歩誤れば死の淵に落ちてしまう、ぎりぎりのところを歩いている状況ということです。死に近い状況に立ち会う場面も多いのは当然なのですが、何年経験してもこういう場面でうまく説明できたと実感できません。毎日、毎回、あなたと同じように悩んでいます。

　3年間の救急の専攻医時代のうち、1年半は内科にいました。当時、救急を一生の仕事にしようという物好きはあまりいなかったので、救急専攻

医として募集してもなかなか人が集まらないところを、「半年は別の科に行ってサブスペシャリティ領域探しをしてもいいし、必ずしもずっと救急をやるつもりでなくてもいいよ」というニュアンスで誘い、人を増やすという苦肉の策に、私も乗ったのでした。私は内科の研修医でしたし、将来内科をやるか、救急に行くかまだ決められず迷っていたので、内科の複数の科で半年ずつ回ることにしました。そのローテートの最後、呼吸器内科にいたときのことです。原因不明の胸水で入院してきた初老の男性の担当になりました。胸水穿刺の細胞診では癌細胞陽性。胸膜生検では癌性胸膜炎の診断。しかし、原発が見つかりません。十中八九、肺癌だろう、と呼吸器内科の先生方は診断しました。しかし、癌性胸水がある時点で既に進行癌です。確か化学療法は行ったとは思いますが、効果はなく、患者さん自身は胸膜の痛みに苦しむ日々でした。痛みを取ることを中心とした緩和医療をおすすめするというのが医師たちの一致した意見で、患者さん本人も痛みが取れればそれでいい、という希望だったと記憶しています。しかし、奥さんはそういう医療者の提案を受け入れようとはしませんでした。原発が不明で診断もあいまいであることへの不信感もあったでしょう。さらに、患者さん自身が新興宗教の教祖、つまり（亡くなってはならない）シンボル的役割という、特殊な事情も背景にあったとは思いますが、奥さんは絶対に治る、という強い信念を持ち、緩和医療を中心とすることに強い抵抗を持っていました。「先生が来ると死神が来たように思います。先生は諦めています。部屋に来てほしくない」。奥さんからそう言われるようになりました。それでも担当医なので診察に行かないわけにはいきませんが、針の筵を歩くような日々でした。幸い、患者さん本人は医療スタッフを受け入れてくれ、最終的には緩和も含めた治療を行い、息を引き取られました。家族と私たちの苦しい日々はひとまず終わりを告げた、と思っていました。

しかし、この患者さん家族とのやり取りは、自分の医師生活の中で最も記憶に残る出来事のひとつであり、15年たった今も昨日のことのように思い出します。奥さんに「あなたは死神」と言われたのは自分の何だったのだろうか、自分はもっと違う何かができたのだろうかと、考え続けています。

　実際、救急を選択科として選ぶ理由に、癌など長期にわたる辛抱強い治療が必要で、場合によっては治癒が難しい病気の患者さんと、じっくり向き合うのが苦手、というのはあるかもしれません。私もそうです。何をしても結局結果は同じじゃないか、そういう私の気持ちを家族が感じ取っていたのでしょう。しかし、今は私も気がついています。死という結果は一緒だったかもしれないけれど、過程が違えば家族の気持ちは違ったのだろうと。患者さんが亡くなると私たち医療者の診療の日々は終わりますが、残された家族は生きていかねばなりません。終わりではなく家族のひとりが欠けた新しい生活が始まります。患者さんとの最期の時間の記憶はその新しい人生を支える土台になるものです。痛みを取って安楽に過ごさせてあげた記憶が支えになる家族もいれば、無理と言われても、治療の手を尽くして闘った記憶が支えになる家族もいる。家族も診療チームの重要な一員で、患者さんを支えるサポートとなる場合もあれば、私たちが患者さんと同様に配慮すべき治療対象にもなるということを理解しておらず、患者さんが亡くなった後も続いていく家族の生活や気持ちに思いの至らなかった未熟な自分が、奥さんからあの発言を引き出したのだろうと、今は思っています。

　『クレオ　小さな猫と家族の愛の物語』では、不慮の事故で9歳の愛息子を失った母・ヘレンとその家族が、息子の死と入れ違いにやってきた小さ

な黒猫と、猫を中心に集まってきた人々の支えによって、喪失を受け入れていく何十年もの年月が描かれています。ヘレンには猫が支えになったように、予後の限られた患者さんの家族とって支えになるのは患者さんと家族が最後に過ごした時間の記憶です。その時間をどのように過ごすかは、患者さんによって、家族によって異なり、私たちが一方的に押し付けられるものではありません。でも、よいものにする手助けはできるはずです。私たちは専門的知識をもとに提案をしつつも、医療が患者さんに何をできるか、だけではなく、家族に何を残せるか、という視点を常に忘れてはいけない、それが今の私がお答えできる、あなたの質問への回答です。

> **患者さんが亡くなっていくとき、**
> **あなたが、家族に何を残せるか考えよう**

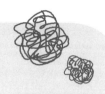

患者さんからのクレームが理不尽に思えます。

転倒後の頭部挫創の高齢男性が受診されました。意識も全身状態も良好でした。挫創を洗浄して縫合し、頭部CTも問題なし。頭部打撲の注意書きを渡して帰宅としようとしたところ、どう見てもカタギとは思えない、息子を名乗る男性が部屋に入ってきました。「俺は市会議員の友だちや。オヤジを入院させろ」と主張します。入院の必要はないことを説明しましたが納得されず、上級医を呼び、なんとか帰ってもらいました。これだけで相当な時間と労力を費やしてしまいました。こういう理不尽な要求をする患者さんや家族にはどう対応すればいいのでしょうか。（研修医1年目）

> ── 大昔、人々はみな同じ場所から来た。でもこれがまるで違うものになってしまった。でもその下にある骨や血は、すべて同じだ。
> 『トレイルズ 「道」と歩くことの哲学』ロバート・ムーア　エイアンドエフ

　私が勤務する病院は半分公的病院なので、こういう「市長」、「市会議員」といったキーワードを水戸黄門の印籠のように振りかざす患者さんや家族が時におられます。みなさんの病院でも院長と知り合いだとか、事務長の友人だといった病院関係者とのつながりを誇示して要求を通そうとする人の対応に悩むことがあるのではないかと思います（そして、多くの場合、「知り合い」とされた人に聞くと「そんな人、知らないよ」という話になるのですが……）。

こういう人たちと出会わずに一生を過ごせたらいいものの、臨床の現場で働き続ける限りは避けて通れない場面です。このようなことで無駄に参ってしまわないためには、対応策をあなたの中で決めておくことと、あなた自身の心の持ちようが大事です。

　まず、対応について。威圧的な患者さんや家族への対応については、さまざまな場で述べられています。それらと私自身の経験をもとにお話ししたいと思います。

　第一に、冷静さを失わないこと。相手はたいてい興奮していますが、同じ土俵に乗ってはいけません。あなた自身も理不尽さへの怒りで頭の中は沸騰しているかもしれませんが、見た目は冷静さを保ちましょう。ゆっくり話すように心がけるのもいいかもしれません。多くの場合、相手が落ち着いたままだと、気勢をそがれてだんだんおとなしくなってくるものです。
　第二に、基本的には、専門用語を多用しないこと。理解できないことは聞いていないと判断してしまう危険性については別の項目（p.12）でも述べましたが、相手にわかる言葉で説明するというのは大事なことです。ただ、例外もあります。自分が医療関係者であるとか、医学的知識があることを前面に出してくるような人の場合です（本当かどうかは別として）。その場合はむしろ専門用語を積極的に使うと、自尊心を掻き立てられるのか、かえって話がスムーズに進み始めることもあります。
　第三に、言い負かさないこと。こちらは理論がありますので、筋道立てて話せば相手はぐうの音もでない状況に追い込むことも可能です。しかし、あなたは満足しても、言い負かされたという事実は相手には不満しか残しません。いつか別のクレームにつながる可能性もあります。
　第四に、時間を区切ること。外来の時間はその患者さんだけのものでは

ありません。他に診療を必要とする患者さんが多く待っていることを伝え
ましょう。納得されない場合は一度時間を区切って部屋を出ることも考え
ましょう。最初からややこしそうな気配を感じる場合は、一定時間がたっ
たら院内PHSを鳴らして呼び出してもらうよう、他のスタッフに依頼して
おくのもいいかもしれません。

　第五に、それでも食い下がる人たちがいたら、責任者である医師あるい
は事務方に委ねましょう。当院での、本日の医療介入はこれ以上必要あり
ません、診療は終了ですと宣言すればあとはどうやって帰っていただくか
という事務的手続きの問題となります。

　第六に、環境の整備。時に、クレームが暴力に至る場合もあります。環
境整備はあなただけの力ではどうにもなりませんが、あなたが診療する環
境が安全であるかどうかは確認しておくべきです。診療の気配が部屋の外
にも伝わる状況になっていて、トラブルが起こっていることが他の人にも
わかるようになっているかどうか。具体的には患者さんが入ってくる側と
別のところに、医療者用の出入り口があって、そこから他のスタッフも出
入りできるようになっていることが大事です。必要時以外はその場所のド
アは開けておき、カーテンやパーテーションだけ置くようにしましょう。
非常時のコールについても知っておきましょう。電話で緊急事態を知らせ
る院内共通コードがあると思います。私たちの病院のERでは、かつて刃
物を振り回したり暴力を振るう患者さんや家族がいた経験から、警察に直
通する非常用ボタンも設置されています。自分の病院の緊急対策を知って
おきましょう。

　さて、もうひとつのあなたの心の持ちようです。このような患者さんや
家族に遭遇すると自分のせいではないと思いながらも、もやもやした気持
ちを引きずってしまいます。私は次の方法で気持ちを切り替えることにし

ています。ひとつは、ご紹介した『トレイルズ 「道」と歩くことの哲学』の一文のように、「人はみんな同じ。自分も同じようなことをどこかでしているかもしれない。あるいは自分はしないように気をつけよう」と考える方法。気持ちの余裕があるときは、これが一番健全な考え方です。特に医療者自身が医療現場でのクレーマーになりやすい、というのはよく言われていることですので、自分の身を振り返らねばなりませんね。

　そこまで気持ちの余裕がないことのほうが多いかもしれません。そのときは『北風と太陽』の話を思い出してください。冷たい風を吹き付けて外套をはぎ取ろうとした北風は結果として目的を果たせず太陽に負けてしまいます。実際、威圧的な態度によって処置や治療の遅れやミスが引き起こされると報告されています。批判を懸念して適切な処置が遅れるためではないかと想像します。クレーマーは損をする。「あなた、今は言いたいことを言って気持ちがいいかもしれないけど、最終的には損をしてるんですよ……」と心の中でつぶやいて溜飲を下げてください。

　一生懸命やっていても報われないように感じることがあるかもしれませんが、そんな患者さんばかりではありません。あなたの真摯な気持ちを理解してくれる人が大半のはずです。さあ、気持ちを切り替えてまた次の診察に向かいましょう。

クレーマーは結局損をする。
あなたはあくまで冷静に、同じ土俵に乗らないようにしよう

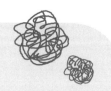

患者さんに治療の必要性を理解してもらえません。

自分で睡眠薬を大量内服し、ふらふらの女性がERを受診しました。入院が必要と説明しましたが、「子どもがいるからどうしても帰る、入院させるなんてひどい」と言われました。自分でやったくせに、と納得がいきません。（研修医1年目）

―― パースペクティヴィズムとは、ある見方に対して、別の見方があると考えるアイデアである。私たちは、自分と異なる見方があることを認めた上で、世界を眺めることができる。

『ありがとうもごめんなさいもいらない森の民と暮らして人類学者が考えたこと』
奥野克巳　亜紀書房

　忘年会シーズンになると、繁華街に近い私たちの病院には、酔っぱらってケガをした患者さんや、飲みすぎて動けない患者さんがたくさん運ばれてきます。先日もけんかをして殴られ、頭に大きな挫創を作った男性が警察に連れられてやってきました。もちろんぐでんぐでんの酩酊状態。適切な創傷処置をしなければ感染のリスクがあることを説明しても「治療なんかいらん！　どうせ寿命は短いんやから死んだっていいんや！　誰がこんなとこ連れてきたんや！」。傷の処置をするにもじっとしてもらえないために危なく、本人だけでなくスタッフの安全も確保できないような状態でし

た。いったんはお引き取りいただき、ご本人が治療を受ける気持ちになったら再受診してくださいとお伝えして警察へ「帰宅」となりました。翌朝、しょんぼりした同じ男性、奥さんにこっぴどく叱られ、再度受診。「昨夜のことは覚えていないんです……」と二日酔いの真っ青な顔でつぶやきつつ、専攻医の先生に頭部挫創を縫合されていました。

　「一過性人格障害」、これはERでは必ず遭遇する現象です。医療者もこの「病態」に罹患しますし（p.16で紹介）、患者さんもです。私は自分も酒飲みなので、酔っ払いの患者さんには比較的寛容なつもりですが、それでも忙しい週末の当直で管を巻かれると、イラッとすることが多々あります。薬物の影響で冷静な判断ができない患者さんも同じで、特に、自傷行為のひとつとして大量内服したような患者さんの場合、「医療者としてベストの対処を提案しているのに、自分でやっておいて、なんなんだ」と理不尽に感じるのは当然でしょう。

　こちらの提案に応じてもらえる確率が一番高いのは、キーパーソンを味方につけること。自分の面倒を見てくれるはずの人が、ちゃんと治療を受けてくれないと自分もお手上げ、そのまま帰ってきてもらっては困ると説得するのが一番早いです。特に、この酩酊男性のように奥さんにびしっと言ってもらうのは大変効果があります。また、あなたひとりでは手に負えない場合も多いでしょうし、医療者側から治療拒否されたと、逆にあとから文句を言われる可能性もありますので、必ず上の医師、周りの看護師も巻き込んで複数で対処するようにしましょう。

　それでなんとか解決したとしても、あなたの心には何か割り切れない感情が残るかもしれません。あるいは、キーパーソンの説得も無駄で、本人

が治療に同意しない場合もあります。医療者として適切な処置をしようとしたのに拒否されたという思い。なんであんな態度になるのだろう？　全く理解できない、と、理不尽な思いを消化できないかもしれません。いいのです。理解しなくてよいのです。

人類学者の奥野克己さんは、東南アジアボルネオ島に住むプナン人と一時期生活をともにします。狩猟民族の彼らはいつ獲物がとれるかわからないため、獲物も所有物もみんな共有。使いたい人がそのときある物を使う、食べたい人がそのときある物を食べる、のが当然なので、誰かに借りを作ることもなく、貸しを作ることもない。したがって、ありがとうとか、ごめんなさいといった言葉は不要な社会でした。最初は強い違和感を持っていた著者も、このやり方だからこそプナン人の社会が円滑に回っているのだと理解するようになります。当たり前と思っていた価値観は人や社会が変われば180度変わることをユーモアあふれる文章で教えてくれます。

例えば、宗教や人種がさまざまに異なるマレーシアの都市部で暮らす人々のモットーは、「お互いを理解はしないが、尊重する」というものだそうです。異なる価値観を理解したり、無理矢理一致させたりしようとしてもストレスが増すだけ。理解できないという前提に立ったうえで、しかし、尊重はする。相手を無理矢理変えようとはしない。自分も無理して合わせない。そういう考え方でうまく社会が回っていくのだそうです。

あなたが診察した薬物中毒の患者さんも、私が遭遇した酩酊患者さんも、普段は私たちと似たような価値観の中で生きているはずです。ERに来たときは、薬物村、酩酊村に一時滞在しているだけ。その間は、薬物村、酩酊村の価値観で生きているわけです。同じ村に所属していない私たちがその

価値観を理解するのは無理ですし、それを試みて心をすり減らす必要もありません。どこかで一時滞在から普段の場所へ戻ってくれば、そのとき同じ価値観のもとで対話する。その道を残しておいてあげればいいんじゃないかと思います。

　現実的には、精神的に特殊な状況にいる患者さんの場合には、ちゃんと話を聞いたうえで、こちらの医学的判断にどうしても同意してもらえなければ、説得に時間を費やさず、ただ、問題にならないようにカルテに説得した過程は詳細に記載する。決してひとりで対峙せず、先輩医師や他職種の医療者、患者のキーパーソンの立ち会いのもと話す。患者さんの生命の危険が高い場合は話は別ですが、そのときは最初からひとりで診療していることはないと思うので大丈夫でしょう。

　患者さんも人間、あなたも人間。理解できないことがあって当然なのです。

理解しなくてよい。
でも、尊重する

コンサルテーションが
うまくいきません。

どうも僕はコンサルテーションが苦手みたいです。一生懸命プレゼンテーションしても、「で、何が言いたいわけ？　問題点はなんなの？　何してほしいの？」などと言われ、なかなかベッドサイドまで来てもらうことができません。コンサルテーションがうまくなるコツを教えてください。（研修医1年目）

> ―― ですからともかくシノさんやタカシさんに顔と名前を覚えてもらうこと、そして認めてもらうこと。それが当時のぼくの最大の目標であったのです。
>
> 『穂高小屋番　レスキュー日記』宮田八郎　山と渓谷社

　研修医のコミュニケーションにとって第一の難関は患者さんと話すこと。そして第二の難関がコンサルテーションだと自分の経験を振り返っても思います。どのようなことでも最初からできる器用な人はいるものですが、不思議なことにこのコンサルテーションだけは、最初からすごくうまい、と思わせる研修医の先生には出会ったことがありません。学生生活や家庭生活では経験してこなかった、特殊な行為なのだろうと思います。ですので、自分だけができないと落ち込む必要はありません。ただ、コツを早くつかめば研修医生活のストレスが減るのも確かなこと。では、今日はそのコツをあなたにお伝えしましょう。ポイントは大きく分けてふたつ、プレゼンテーションそのものと、あなた自身にあります。まずはプレゼンテー

ションからいきましょう。

① 一文で表現する。

患者さんを一文で表現する練習をしましょう。

例えば、「糖尿病、高血圧の既往歴があり内服治療中の68歳男性が1時間前から持続し、嘔気、冷汗を伴う胸痛で受診しました」あるいは「生来健康な21歳男性が6時間前からの心窩部痛で受診し、37.4度の微熱があり、右下腹部に圧痛があり、白血球増多を認めています」など。これを聞いただけで、コンサルタントの頭の中には患者さんの全景と、鑑別診断が頭に浮かびます。これがうまくできない人は、情報をたくさん聞いて検査もいろいろ行ったけれど整理しきれていない、というパターンが多いです。たくさんの情報の中で「キーワード」を適切にピックアップしなければ、一文にはまとめられないのです。それにはどのような疾患から考えるべきか（救急では重症度、緊急度の高い疾患からですね）、そして最もこの患者さんにありそうな疾患は何か、自分の中で整理できていなければなりません。

② まずポイントを述べる。

これができるようになったら、この一文に「なぜ、相談が必要と考えたのか」というポイントを付け加えましょう。「糖尿病、高血圧の既往の68歳男性が1時間前からの胸痛で受診しました。心電図でV2からV4にST上昇を認め、エコー所見からも前壁の急性心筋梗塞を考えます。カテーテル検査などが必要だと思いますので、至急診察していただけますでしょうか」あるいは「1時間前からの胸痛の50代男性で急性心筋梗塞を考えてのご相談です」と簡潔に述べるのでもいいでしょう。「入院が必要と思う患者さんです」など冒頭に目的を述べるのもいいですね。コンサルタントも忙しいのです。まとまりのないコンサルテーションを聞かされるとイライラ

してしまいますし、集中力が途切れ、「結局何が言いたかったの？」となってしまいます。迅速なコンサルテーションですぐに対応してもらえれば患者さんにとっても利益は大きいはず。

次はあなた自身のポイントです。

③ 顔と名前を覚えてもらう。

そうです、まさに研修医の先生は、最初は営業マンと同じ気持ちを持っていただきたいのです。自分を売り込んでください。病院には毎年何人もの研修医の先生が同時に来ます。ただでさえ記憶力の減退した中高年コンサルタントは、先生たちの名前と顔を覚えるのも一苦労。その中で、早く名前と顔を一致させてもらえるようになれば、話もスムーズに進むでしょう。

④ 信頼感を得る。

「こいつの言うことなら信頼しよう」と思ってもらうことは大事です。同時に、信頼されれば顔と名前も覚えてもらえます。それこそ、「このブランドの製品なら安心して使える」と商品を選ぶのと同じです。信頼されるポイントは？　私は「口から出まかせを言わないこと」だと思います。「この所見どうだった？」と聞かれたときに見てもいないのに「○○でした」と言うことは、間違った方向に進む可能性があり、患者さんに危険をもたらしかねません。一度でもいい加減なことを言うとコンサルタントから信用してもらえなくなるでしょう。率直に「見ていません」と言うことが大事ですし、それがあなたにとっての学びのチャンスにもなります。

⑤ 感じよくする。

これも③と関連しますが、結局は、「こいつのコンサルテーションなら聞こう」と思ってもらえるかどうかです。どうも虫が好かん、という相手

より、なんとなく人好きがするなぁと思う相手の話を聞きたくなるのが人情でしょう。もちろん、好き嫌いには相性もあり、あなたの責任だけではないのですが、せめて嫌われないようにしましょう。社会人として不可欠な礼節や言葉遣いに気をつけることは必要条件であることは言うまでもありません。「お忙しいところ申し訳ありませんが……」相手によってはそんな言葉を付け加えるだけでも違うかもしれません。

　結局すべては想像力。自分が相談を受ける立場だったら、どんなふうに相談してもらえたら理解しやすいか、不快な気持ちにならず、すぐにベッドサイドに赴こうという気持ちになるか、想像してみればいいのです。難しければ、いつもコンサルテーションがうまくいっている同期や先輩のプレゼンテーションをそっと盗み聞きしてみてください。そして、まねしてみてください。

　ご紹介した言葉は穂高岳山荘で働く傍ら、30年にわたり山岳救助に携わった著者がまだ新米の時、現場に連れて行ってもらうために考えた方策のひとつです。私たちの診療も、コンサルタントを含めたチームで行うもの。チームの結束が迅速で適切な診療に結びつき、患者さんに利益をもたらします。その鍵を握るのが、あなたのコンサルテーションなのですよ。

ポイントは明確に、最初に。
自分がしてほしいコンサルテーションを
コンサルタントにしよう

優れたリーダーの条件は
なんでしょうか。

心肺停止の患者さんが運ばれてくることになりました。「先生、もう専攻医だしリーダーをやって」と言われてやってみたのですが、結局右往左往してしまい、うまくいきませんでした。リーダーって難しいなと思いますが、コツは何でしょうか？（専攻医1年目）

> ── すぐれた指揮官、真に偉大な人物は、権限を人にゆだねる度量を持っています。
>
> 『おだまり、ローズ　子爵夫人付きメイドの回想』ロジーナ・ハリソン　白水社

　よく「重症ベッドに寝ている患者さんの足側に立つのと、頭側に立つのと、見える世界が全く違う」と言います。足側に立っているときは指示に従って動くメンバーの一員ですが、頭側に立つときは気道管理をしつつ指示を出すリーダーであることが多い。与えられた役割を黙々とこなすのではなく、全体を見渡し、状況を把握しながら一人一人に的確な指示を出すことがリーダーには求められます。その差が、立ち位置から見える景色によって如実に感じられるのです。

　さて、このリーダー論は、数限りない書物や講演で論じられているところであり、私などが今さら申し上げることもないのですが、急性期医療の現場ではリーダーの判断の遅れや誤りが患者さんの生命予後に直結してしまうため、会社などを想定したリーダー論とは少し性質が違うのではない

かとも感じています。ですので、そのような観点からお答えしてみたいと思います。

　優れたリーダーへの第一歩は、まず、自分とメンバーをよく理解することだと思います。自分を理解するとは、つまり、自分の能力、得意分野、自分のできること・できないことを把握するということです。さらに、自分とともに働くメンバーの得意不得意、性格を把握します。自分が最も得意なことは自分が行い、自分よりうまくできる人がいる場合は任せます。任せられるかどうか、その場に適任かどうかはメンバーのことをよく理解しておかなければ判断できないでしょう。日頃の付き合いが大事ということです。

　例えば私は患者さんのご家族と話したり、全体を把握したり、先を考えたりするのは割と得意なのですが、出自が内科系ということもあって外科的な手技はあまり得意ではないと自覚しています。自分よりその手技の上手な先生がいれば経験年数が自分より上であろうと下であろうとお願いしますし、専門の科の先生とともに施行したほうが安全であれば、早めに連絡してご指導をお願いしています（当然、時間との兼ね合いにはなりますが）。もちろん人出がなく自分でやらざるを得ないという状況もありますから、その分野のエキスパートとディスカッションしたり、自分で勉強したりして、自身の苦手分野を少しでも小さくしていくことは必要です。ですが、いずれにせよ、誰がやる、にこだわらず、患者さんに最良の結果をもたらすことが一番大事です。自分のプライドとの葛藤も生じますが、適材適所という通り、最大の能力を発揮できる人に信頼して任せることができる、これもリーダーの大事な資質だと思います。

第二歩は、常に冷静であることです。鴻上尚史さんは陸軍特攻隊の実態を取材した『不死身の特攻兵　軍神はなぜ上官に反抗したか』（講談社）の中で、無益な戦場へ特攻兵を送り出す指揮官らの混乱した態度を、軍事史家・小沢郁郎の言葉を引用して「火事が燃えさかるとき、一般人同様に慌てふためく消防士にプロの資格はない」と批判しました。まさに私たち自身に跳ね返ってくる言葉です。もちろん、重症の患者さんを前にして、落ち着いた気分でいられる人などいません。しかし、リーダーが浮足立ってしまうと、その不安はみんなに伝わり、メンバーが落ち着いて行動できなくなります。普段は起こさないような些細なミスが重なり、最悪の結果に結びつきかねません。内心は焦りながらも、表面は落ち着いて見せること。難しそうに見えますが、第一歩である「自分のできること・できないこと、各メンバーのできること・できないこと」を把握しておけば、ちょっとは気持ちが落ち着くと思いませんか？　これは自分でやる、あれは○○先生に任そう、これは□□ナースが得意だろう。そうやって役割分担できると予測したら、かなり安心できるんじゃないかと思います。

　冷静な人とみんなから思われるようになったら、結構得なことがあります。本気でみんなに急いで事に当たってほしいとき、焦っている姿を「意図的に」見せることで、場を動かすことができるのです。もちろんそのときも本当に焦っていてはいけません。ただ、いつも冷静なあの先生が、これだけ焦っている（ように見える）のだから、これは大変な事態だ、全力でやろう！　という気分にメンバーがなってくれる可能性があります。さっきの話と矛盾するのでは？　と思うかもしれませんが、「いつも焦っている人が焦っている」のと、「いつも冷静な人が焦っている」のとでは、みんなに与えるインパクトが違うのです。そういう点からも、ベースラインは落ち着いていること、これは大事なことだと思います。

あなたは「リーダーをやって」と言われたときだけリーダーだと思っているかもしれません。しかし、私たちは常にリーダー役を求められているのです。どんな軽症の患者さんを診る場合でも、看護師さん、薬剤師さん、事務の人、いろいろな人が関わって診療が成り立っています。その診療チームのリーダーは常にあなたなのです。あなたの判断や態度がすべてに反映されていることを、どんな状況で診療する場合でも、自覚してほしいと思います。

　「誇り、使命感、覚悟」は天璋院篤姫が徳川家に嫁ぐときに心に誓った言葉であったとか。私たちの日々の診療においても大事な言葉であると思います。ただ、リーダーの場合、「誇り」が「プライド」にすり替えられてしまうと、ちょっと間違った方向に行くかもしれません。リーダーのプライドは最小限に、自分は抑えて、多少演技をしてでも、みんなのパフォーマンスが最大に発揮でき、その結果が患者さんのよい転帰につながるように。それができるリーダーが真のリーダーです。

**自分の得意なこと、苦手なこと、
メンバーの得意なこと、苦手なことを把握する**

リーダーは万能!?

　いつも冷静で、なんでもできて、後輩が困っていたら手を差し伸べる。理想のリーダー像はまさにそんな感じではないかと思います。もちろん、そうなれたら最高ですが、なかなかそうもいかないもの。特に専門領域が細分化され、各領域で身に着けるべき知識や技術の量も膨大になってきている現代の臨床現場で、なんでもできると言い切ってしまってよいのかどうか。私はむしろ万能と言われるリーダーのほうに不安を感じます。完璧でない部分もあって当然、ただ、それをためらうことな

く表に出して、助けを求めることのできる人のほうが、良いリーダーではないかと思います。だって私たちの目的は、誰かひとりが目立つことではなく、患者さんを助けることなのですから。その目的のために自分の弱みを見せることができる、助力を求めることができる。そしてこの人が言うなら手を貸したいと思わせる人間的魅力、それを兼ね備えた人こそが真のリーダーであり、そういうリーダーを持ったチームはきっと使命を果たすことができると思うのです。いかがでしょうか?

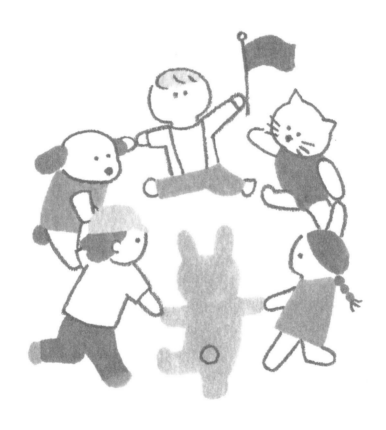

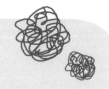

看護師さんが 指示を聞いてくれません。

ERで働き始めて2週間になります。看護師さんに「採血お願いします」と言ったら「今忙しいんです。先生やっといてください」と言われました。こっちも忙しいので、できることはやってほしいと思いますがなかなか対応してもらえません。でも、指示を聞いてもらえている同期もいて、なんだか不公平な気がします。どうしたらいいのでしょうか？（研修医1年目）

> —— 誰かと一緒に音楽をやる時には、自分がうまく弾けるとか、よい耳を
> 持っているとかいうことはそれほど重要ではない。音楽的"対話"のあ
> る伴奏とは、その会話を感じとり、受け入れ、その神秘的な意味の端々
> まで完全に理解することなのだ。音楽においても日常生活においても、
> ほかの人の言うことに耳を傾けることが最も大切なのだ。
> 『アバドのたのしい音楽会』クラウディオ・アバド　評論社

　今、あなたは自分ひとりが悩んでいると思っていませんか？　しかし、相手がいて生じる悩みは相手も必ず同じように悩んだり、腹を立てたりしているものなのです。私たちのところには看護師さんからよくこういう意見がきます。「今年来たあの研修医の先生、なんとかなりませんか？　忙しい最中に、自分のやってほしいことばかり言って、すぐに対応できないと怒るんです」。

　研修医の先生が臨床の現場に出てまず面食らうのは「指示をください」

という依頼ではないかと思います。それも無理のないことです。会社に就職した新入社員が、他の人に指図することなどあり得ません。特に、自分より先にその会社で働いている人にいきなり指示を出すなどということはまずないでしょう。そういう点で、医者の仕事というのは非常に特殊であると感じます。

　そんなわけで、慣れない言葉や環境に戸惑ってしまうのも仕方ありませんが、戸惑った結果、自分で袋小路に入り込んでしまって、どうにも身動きがとれなくなってしまっているあなたのような先生を毎年何人か目にします。でも、なんとなくうまくやっている様子の仲間もいるわけですよね。彼らとあなたとでは、何が違うのでしょう。

　まず、あなたは「こっちも忙しいので」と言いました。忙しいのはあなただけでしょうか？　外来がごった返しているとき、つまり、重症の人が多かったり、患者数が多かったり、処置に人手を必要とする患者さんが多かったり、あるいは検査が何らかの理由で滞っていたり、など原因はさまざまですが、医者が忙しいと感じているときは同じ現場にいる他職種の人たちも当然忙しいわけです。そのことに気がついていましたか？　自分の指示を通し仕事を円滑に進めることだけが目的となって、周りを見ていなかったのではありませんか？　忙しい状況なのはわかっているけれど、これはどうしても必要で、今やっておけば、あとのことが円滑に進んでこの混雑状態の解消につながる、だから今は協力してほしい、そんな気持ちを伝えたでしょうか。

　次に、他の先生の指示は通っている様子なのに、なぜあなたの言うことは聞いてもらえないのか、考えてみましたか？　もしかして、日頃から指

示を飛ばすばかりで、他の人の話を聞いていない可能性はありませんか？コミュニケーションは表裏一体です。あなたが聞こうという姿勢を持たなければ、相手も聞く耳をもってくれません。一方的な人間関係を続けていればいつか拒否されてしまうのもやむを得ないでしょう。特に、あなたのほうが若輩者で、相手に経験があればなおさらです。

　人間に与えられた最大の能力は、ふたつのソウゾウリョク、「想像力」と「創造力」であると思います。そして、私たちの臨床現場で一番大切なのは想像力だと感じています。患者さんの話を聞き、その背景にある疾患を（論理的に）想像すること。患者さんの希望を推しはかることも想像力です。そしてともに働く人たちの気持ちを考えるのも想像力。経験を積めば、ある程度想像力は培われるものですが、みなさんはまだ経験がない。となれば、想像するための材料を集めるしかありません。その材料のひとつが聞くこと。患者さんの話を聞くのと同じように、一緒に働く人たちの意見を聞く。それによってみんなが自分に対して何を求めているかを知れば、自ずと想像力が働き、あなたがどう発言すべきか、行動すればよいのかもわかってくるのではないでしょうか。

　世界的に有名な指揮者のクラウディオ・アバドは晩年、胃の全摘手術を受けた後、体調を気遣う友人にこう語ったといわれています。「悪いことばかりじゃない。自分の中から内なる声がするんだ。胃を失った代わりに、内なる耳を与えられたようなものだ」。

　演奏者を率いるリーダー、つまり指揮者であったアバドは、音楽でも日常生活でも人の言葉に耳を傾けることによって素晴らしい音楽を紡ぎだしました。その姿勢を貫いたことによって、自分の内なる声を聞くに至り、

病を受け入れ、心とからだの調和がもたらされ、穏やかな晩年につながったのではないかと想像します。

　あなたのリーダーとしての人生はまだ始まったばかりです。あの先生は、一緒に働きたくない人。そう思われてしまったら、その職場での生活は大変なものになります。うまくいかない診療は患者さんに悪影響を及ぼします。人の評価が決まるのは早いです。そうなる前に、周りの声に耳を傾け、あなたの持っている想像力を働かせてください。働きやすい環境を作っていくのはあなた自身なのです。

聞く。
そして、想像する

名前を覚えよう

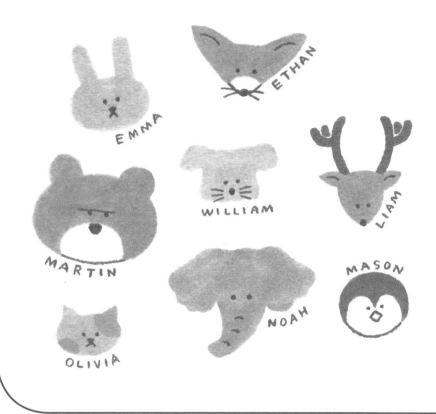

EMMA

ETHAN

MARTIN

WILLIAM

LIAM

OLIVIA

NOAH

MASON

あの先生、来たばかりなのにうまく看護師さんとコミュニケーションをとっているな。そういう人を観察していると共通する特徴があります。それは、「名前で呼んでいる」こと。「オイ」と呼ばれるのと「○○さん」と呼ばれるのでは全然違うそうです。自分を呼ばれる立場に置き換えてみたら、それはそうですよね。そして「オイ」と呼ぶ先生より「○○さん」と呼んでくれる先生からの依頼を先にやろう、と思うのは当然のことです。

　しかし、私も看護師さんの名前を覚えるのは苦手です。歳をとるとともにどんどん苦手になってきました。特に私たちの職場ではERとICUを一定期間で行ったり来たりするうえ、たくさんの看護師さんが働いているので、半年くらいたって戻ってくると（えーと、この看護師さん、なんて名前だったっけ……）と悩む日々が一定期間続きます。看護師さん側は私の名前を覚えてくれていますので、余計に恐縮します。名札を

見れば見るで、「あの先生、名前覚えてくれていないんだわ……」と丸わかり。だからと言って、「名前、何でしたっけ」なんて、今さら聞けません。研修医のみなさんは記憶力もいいでしょうし、最初は名札を見たり名前を聞いたりするのは当然のことなので、そうやって積極的に名前を覚えましょう。それでも私のように忘れてしまったら……。私は、電子カルテを書いている看護師さんの後ろにそっと行って、ログイン者の名前を確認しています。そして、自分の知り合いとか、有名人とか、何かに無理矢理こじつけて記憶を定着させます。あとは、看護師さん同士や、医師と看護師さんの会話の中で何と呼ばれているか耳を澄ますとか。姑息な手段ではありますが、方法はなんでもいいんです。一緒に働く人の名前を覚えること、「オイ」や「あのー」ではなく、「○○さん」と名前で呼ぶこと。これを心がけているときっと働きやすくなっていきますよ。

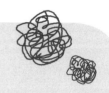

片付けって
医者の仕事ですか？

中心静脈カテーテルを入れた後、使った器具をそのままにしていたら、「先生！ 看護師が針刺ししちゃったじゃないですか！ インシデントレポート書いてください！」と看護師長からこっぴどく叱られました。忙しかったし、悪気があったわけではないし、なぜ自分の責任になるのかわかりません。そもそも、片付けって医者の仕事ですか？（救急専攻医1年目）

> —— 職人の世界における基本的な作業はどれもあまり高くは評価されず、単純できつい仕事とよく揶揄される。だが、実は作業をしたのが有能で勤勉な職人か、それとも怠け者で専門家を気取るスノッブなのかは、その仕事ぶりを見ればすぐに分かってしまう。解体や後片付けの作業をきちんとする職人は、その他の作業も上手にこなす。
> 『あるノルウェーの大工の日記』オーレ・トシュテンセン　エクスナレッジ

　「先生、あの研修医の先生にちゃんと使った針は捨てて、って言ってください！」、「縫合セット、使ったら使いっぱなしで放置してばかり！ あの先生に注意してください」。看護師さんからのこの言葉を聞き始めると、ああ、また年度が始まったなとしみじみ。そして、ちゃんと片付けようね、そう言って素直に納得して実行する先生は、その後の順調な研修生活が保障されたといっても過言ではないでしょう。それくらい、片付けは大事。半信半疑のあなたにその理由をご説明しましょう。

「片付け上手は手技上手」。こんな言葉を聞いたことはありませんか？　きっと、ありませんね。今思いつきました。しかし、「あるノルウェーの大工」さんも言っているように、片付けができるかどうかで仕事ができるかどうかがわかってしまうのです。

　まず、手技は準備から片付けまで自分の責任です。それがわかっている人は、準備も片付けも人任せにしません。人任せにしないので、どういったものが大切か、どのような手順がうまくいくのに大事か、自分でわかっています。きちんと系統立った手技ができるので、片付けもきちんとできます。

　片付けをちゃんとするとどうなるか？　空間が混乱しないので、次の診療行為にスムーズに移ることができます。結果、迅速な診断や治療につながります。

　さらに、あなた自身が片付けをすれば人手も省けます。道具は使った人が一番わかっているもの。捨てるもの、洗うもの、後で使うもの、理解できている人がやるのがいいのです。

　そしてこれは最大のポイントかもしれませんが、看護師さんからの評価が上がります。信じられないかもしれませんが、歴代の人気ナンバーワンの研修医や専攻医の先生の特徴は、診療のスキルが優れていることやカッコいいこと、ではありません。いかに、きちんと片付けができるか、看護師さんの仕事も率先して手伝うかなのです。看護師さんからの信頼が厚くなるとどうなるか？　あなた自身の仕事がスムーズにいくよう気を配ってもらえるようになります。俄然、働きやすくなります。

逆に、使ったものを放置していたらどうなるでしょう。私たちが使用するものは、そもそも、患者さんを身体的に「傷つける」、あるいは傷つけた後のものばかりです。針、メス、血液や体液で汚染されたガーゼ、洗浄液、などなど。ただでさえ患者さんを傷つけざるを得ないのに、自分が片付けを放棄したせいで、針やメス、汚染物質でさらに傷つく仲間が出現するなんて、耐えられないと思いませんか？　それでなくても忙しい医療現場は事故が起こりやすい場所です。自分のせいで傷つく人が、自ら片付けをするだけで減るのであれば、その時間や労力は安いものではないでしょうか。

　とはいえ私たち指導的立場の医者もできているとは言えません。いえ、私たちがちゃんとやっていないからこそ、後輩の先生たちも悪いお手本としてまねして、片付けを素通りして知らん顔をしているのでしょう。悲しいことに、私たちの年代になると、看護師さんもなかなか「ちゃんと捨ててください」とは言ってくれません。あ、と気がついたときには、先に片付けられていたりします。それは決して得なことではなく、むしろ、もうあの先生に言っても仕方ない、と諦められてしまっているのかも。そうなってからでは手遅れです。指摘してもらえるときが直しどきなのです。

　ということに遅まきながら気がついた私たちは、昨年から研修医の先生たちと一緒に、当直明けの勤務交代時、当直明けの医者と、日勤始まりの医者全員で、診察室やベッド周り、グラム染色スペースの片付けをしています。忙しい勤務中は仕方ないので、せめて終了時に自分たちがどれだけ散らかしているかを自覚したうえで、次に働く人たちにはきれいな環境で診療に向かってもらおうという気持ちです。これがうまく根付いて、私たちのERでは当たり前のことになっていくといいなと思っています。

それでも、忙しかったり、優先事項が多かったりで片付けできなかった
ことに後から気づく場合もあるでしょう。そんなときは率直に感謝の言葉
を述べましょう。あなたがやらなかったことを代わりにやってくれている
人が必ずいるのです。「ありがとう」、そのひとことで明日からのあなたを
見るみんなの目がきっと、変わりますよ。

片付け上手は手技上手

雑用が嫌いです。

サマリーを書くとか診断書を書くとか、雑用が多すぎませんか？　自分は専門的な知識を身に着けて、手技や検査の能力を磨きたいのに、余計な仕事ばかりをさせられている気がします。専門医の資格をとるのにも手技の件数がいるので、やらせてくださいと指導医に言ったら「順番があるからね」と言われてしまいました。やる気のある者に機会を与えるのが臨床の場だと思うのに、納得がいきません。（専攻医１年目）

> ── 個は公のため、公は個のためという考えは素晴らしい。しかし、それは個が全力を尽くして他の者の負担にならないよう努力する場合に限る。
> 『大統領の冒険　ルーズベルト、アマゾン奥地への旅』
> キャンディス・ミラード　エイアンドエフ

「アドベンチャーレース」って知っていますか？　世界各地の自然の中で、徒歩、ランニング、泳ぎ、自転車、ボート、パラグライダー、スキーなどさまざまな手段を用い、チェックポイントを通過しながらゴールを目指し順位を競うスポーツです。いろいろな形態がありますが、多くは４人前後のチームで戦います。体力勝負かと思えばそうではありません。決められたトレイルのない中で道を見つけるナビゲーション能力や、チームをまとめる能力、休息や食事、道具の配分などを考えるバランス力などさまざまな能力が求められるようです。さらにチームには女性を必ずひとりは含むという条件が付いている場合が多く、決して同じ体力ぞろいというわけにはいきません。

チームで戦うアドベンチャーレースの本を読んだり、映像を見たりする
とき、「なんだか医療の世界に似ているなあ」と感じます。さまざまな能力
を持った人同士が助け合って目標を達成する。医師の中でも研修医や指導
医、あるいはジェネラリストと専門医、看護師、技師、理学療法士、栄養
士、薬剤士、医療事務関係の方々、そして何より患者さんと患者さんをサ
ポートする家族や関係者が協力して、目標である「患者さんが治癒するこ
と、あるいはより安楽な状態に落ち着くこと」に向かって進むわけです。
自分の能力を磨くことはいつかあなたのキャリアアップの役に立つでしょ
う。しかしその目的は今、目の前にいる患者さんの利益につながっている
でしょうか。あなたの行為はチームに貢献しているでしょうか。

　アメリカ合衆国第26代大統領、セオドア・ルーズヴェルトは、1900年
代初頭、３期目の大統領選に敗れた後、かねてから自然科学者として興味
を持っていたアマゾン奥地への旅を実行します。それは未開の川をさかの
ぼり、源流をたどるという壮大なものでした。親しい仲間や息子、経験あ
る冒険家や学者たちから成るチームは意気揚々と出発しますが、次第に不
協和音が流れてきます。原因のひとつは、極限状態を耐えねばならない厳
しい探検の場で自身の快楽や、目立つことを優先する神父の存在でした。
リーダーであるルーズヴェルトは、計画立案時からの仲間で友人でもあっ
たこの神父を、「個は公のため、公は個のためという考えは素晴らしい。し
かし、それは個が全力を尽くして他の者の負担にならないよう努力する場
合に限る」という言葉をもって、探検の途中でついに仲間から外します。
たとえ古くからの友人であっても、チームのために力を尽くせない者は目
標の達成に役立たない、むしろ危険であるという冷静な判断によるもので
した。

医療だけでなくどの世界でもそうだと思いますが、私たちはひとりで事を成し遂げられるわけではありません。目的のためには自分のエゴを捨て、個人の野望を二の次にし、チームで力を合わせることが必要になる場面が多くあります。自分の手技を磨くことが目的であると考えるのなら、あなたの態度は正しいでしょうが、臨床の現場でチームが求める目標は違うはずです。そこをはき違えてはいけません。

　そして人は万能ではありません。アドベンチャーレースでも、さまざまな危機が訪れます。疲れている仲間がいれば荷物を背負い、背中を押し、時には引っ張る。飲み水が足りない仲間がいれば自分の分を分ける、水場を探しに行く。ナビゲーションに迷えばみんなで頭を突き合わせて考える。助け合い、補い合ってゴールを目指します。どんなに個人の体力・能力が優れていても、いがみ合っているチームは優勝することができないように見えます。

　あるいは小学生の頃を思い出してみてください。あなたのように勉強が得意な子がいれば、スポーツが得意な子、絵が上手な子、歌がうまい子、人を笑わせるのが上手な子、さまざまなクラスメイトがいたのではないでしょうか。自分ができないことを自分よりうまくできる人がいる、そして、いろいろな能力を持った人がいて、お互いを認め合い助け合うからこそ魅力的なチームが生まれるのです。

　あなたもどんなに器用であってもちょっと苦手なことがあるはずです。書類仕事がそうでしょうか？　サマリーや診断書なんて誰でも書けると思っているかもしれませんが、要点をまとめひと目でわかってもらえる文章を書き上げるというのは才能のいることです。誰かがあなたのやらないこと、

やりたくないことを代わりにやってくれているからこそ毎日が回っている
のです。それに気づかなければ、いつか、寂しいお山の大将になります。
あれ、と思ったときにはひとりぼっち。誰にも助けてもらえません。そん
なことになってから後悔してももう遅いのです。

　ルーズヴェルトのチームは想像を絶する苦難と、生命の危機に何度も見
舞われながらも、個々の能力を最大限に発揮し助け合いながら源流を発見
するという目的を達成します。しかし彼らの目標はそれだけではなかった
と感じます。最大の目標は「生きて帰りつくこと」。救命を目標とする私た
ち医療のチームと結局たどり着くところは一緒だったのだなぁと、あなた
も読み終えて感じるならば、あなたの「チームワーク」も少し変わってく
るかもしれません。

**目標はあなたのスキルアップだけではない。
チームで患者さんを助けること**

人前で話すのが
苦手です。

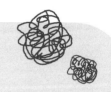

人前で話すのが苦手です。大学生までは黙って勉強していればなんとかなりましたが、医者になって人前で話す機会が多いことに驚いています。毎朝の、カンファレンスでの症例のプレゼンテーションも「声が小さい。よく聞こえないよ」などと言われてしまい、ますます焦ってしどろもどろになってしまいます。これからもこういう日々が続くのかと思うと憂鬱です。
（研修医1年目）

> —— 心は言葉を上回る。ただ黙って寄り添ってくれる心ほど、人を幸せにできるものはない。
>
> 『ゆずりは』新谷亜貴子　銀の鈴社

　アメリカへの留学中に、一番驚いたのはみんな本当によくしゃべることです。ラボのミーティングで、毎週、それぞれの研究の進捗状況を話すのですが、みんな立て板に水のようによくしゃべる。そして、よくディスカッションする。特にこちらの話が終わる前に、語尾に重なるようにしてしゃべりだすのには参りました。日本だったら相手を激怒させるところですが、そうしてでも自分の意見を伝えたいという気迫の表れだったのかもしれません。日本人の3S（smile、silence、sleep）を体現していた私は、「ようしゃべるなあ〜」とただただ感心していました。こうでなければさまざまなルーツを持つ人が暮らす大国アメリカでは主張を通せないのだろうし、みんな、それを楽しんでいるのだろうと思っていました。

ところが近年、そんな私の印象を覆す言葉に出会いました。"introverted"。内向的、内向型、と訳されていますが、つまり、こういう性格の人もアメリカに実際にはたくさんいて、そういう人たちこそが実は成功を収めているという事実が明らかになってきたのです。興味を持ったらスーザン・ケインの『内向型人間の時代－社会を変える静かな人の力』（講談社）をチラッと読んでみてください。そこには、これまで「口に出してしゃべらなければ何も考えていないと同じ」と思われていた人たちが、実は思慮深い人たちであること、またアピール上手と思われていた「外向型」の人の中にも、無理してそう見せていただけの人も多いこと、世界で成功を収めたと思われている著名人にも、内向型の人がたくさんいることなどが書かれています。この内向型、外向型の考え方は一時かなり話題になりましたが、それだけ、世間では内向型の人が肩身の狭い思いをしていることの裏返しであろうと思います。症例のプレゼンテーションで上がってしまうあなたも、きっとこの内向型のひとりなのだろうと想像します。人前ではぱっとしませんが、内向型の人は地に足をつけてしっかり考え、少ない言葉でも大事なことを伝えようとする意志のある人なはず。あるいはそうなれる可能性を秘めているのだと、まずは自信を持ってください。

　日本では「出る杭は打たれる」という言葉があるほどに、外向型の人よりも内向型の人のほうが好ましいとされる風潮もありますから、アメリカほど内向型の人が生きにくいわけではないでしょう。しかし、私たちが選んだこの医学の世界では、好むと好まざるとにかかわらず、ある程度人前で意思を示すことが求められます。あなたの苦手なカンファレンスもそうですし、院内のCPCなどもそうですし、学会発表もそうです。ある程度は避けて通れないものです。

饒舌なアメリカ人にとっても実は、スピーチが死よりも恐ろしい、怖いものナンバーワンなんだそうです。私も内向型の典型であるにもかかわらず、子どもの頃スピーチコンテストに出場する機会があり、心の中では死ぬ思いをしていました。しかし、逃げられないからには、事前準備しかないと子ども心に覚悟を決めました。これだけ準備したのだからうまくいかないはずがない、と自分に暗示をかけるのです。症例プレゼンテーションの場合なら、患者さんの病歴をしっかり読み込んだり、時間の限り患者さんや家族と話して情報を得ておくこと、検査値や読影結果など、記憶できるくらい見ておくことがその事前準備にあたるでしょう。その患者さんについては、カンファレンスルームの中であなたが一番のエキスパートである、くらいの気持ちで臨むのです。どうしても間に合わなければ、あるいは患者さんの情報で記憶違いがあってもいけませんので、カンペを持っても構いませんが、文章を読まないことも大事です。手持ちのメモに記すのはキーワードだけにしましょう。

　さらに話し方も重要なポイントです。マスクなど声を遮るものは外すのが望ましいですが、難しいときはできるだけはっきりと話すようにしましょう。怖くてもカンペや電子カルテの画面から顔を上げ、聴衆を見てください。スピーチのときも笑顔やうなずきを返してくれる人を見るのが上がらないコツですが、カンファレンスのときも同じ。自分に好意的な先生、優しい看護師、絶対寝ない真面目な同期の顔を見て話してみてください。聞いてくれている人がいると思うと自然に自信が湧き、落ち着いて話ができるようになります。

　最初からうまくできる人なんていません。みんなあなたと同じようにドキドキしているのです。あなたが口下手だからといって、あなたが何も考

えていないなんて誰も思っていませんから安心して。でも、話すべきとき
には、ちゃんと話せるようになるのも社会人としてのたしなみです。アル
キメデスの名言「言うべきときを知る者は、黙すべきときを知る」を拝借
して、あなたには「黙すべきときを知る者は、言うべきときを知る」とい
う言葉をエールとして送りたいと思います。

> **黙すべきときを知る者は、**
> **言うべきときを知る**

面白くなくていい。
自分の長所を活かそう

　院内の勉強会や学会発表でセンスのいいスライドを作る人っていますよね。そして話がうまく、聴衆を上手に笑わせるプレゼンテーションができる人もいます。いつも、素晴らしいなあ、うらやましいなあと思って見ています。もちろん、スライドは文字の大きさや1枚の分量など、詰め込みすぎないことで見やすくなりますし、フリーでダウンロードできる素敵なテンプレートもインターネット上にいろいろ出ています。スライドの作り方を説明するウェブサイトや本も利用したらいいですね。また、センスのいいスライドを作っている人から見本をもらったり、作り方のポイントを教えてもらうのも

近道でしょう。

　ただ、その内容をどう組み立て、どう話すか。これはなかなか、他人のまねをしようと思ってもできないものです。スライドがフィルムだった時代、学会発表にスライドフィルムそのものを持って来忘れた先生が、持ち時間全部ひとりでアドリブで話されたことがとても印象に残っています。あんなの普通できません。私の上司はマンガや写真を多用してスライドを作り、数分に1回は笑わせるプレゼンテーションをしますが、これもまねできません。性格とか才能っていうやつだろうなあと思います。

　18世紀末のイギリスの作家ジェー

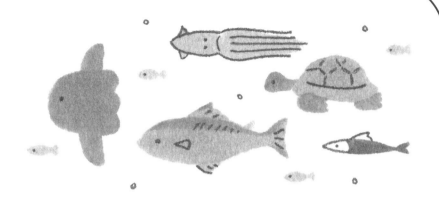

ン・オースティンは、40歳前にア
ジソン病で亡くなるまでの間に、数
は多くはありませんが、のちの世に
残る小説を書きました。『分別と多
感』、『高慢と偏見』などは何度も映
画化もされているのでご存知かもし
れません。当時は庶民だけでなくイ
ギリス王室の人々も愛読したと言わ
れています。夏目漱石のロンドン留
学中の研究テーマはオースティンで
したし、現代に至るまで、老若男女
問わず愛読者は絶えません。なぜそ
んなに時代を超えて人気が続くの
か？　ポイントはオースティンのポ
リシーというか作風にあると思いま
す。舞台はいつもイギリスの田舎、
中流階級の家庭に暮らす若い女性が

主人公。彼女の友だち関係、恋愛、
家族関係、近所付き合いにおける悲
喜こもごもを描いています。自分が
知らない世界のことは書かない、自
分が一番よく知っていること、得意
な領域のことを書くというポリシー
がそこにあったそうです。
　人前での発表も同じではないかと
思います。笑いをとるのが得意では
ないのに、無理する必要はない。自
分が伝えたいと思う内容を、誠実に
伝えようという努力をすれば、それが
最も人の心に残るプレゼンテーショ
ンになるのではないか。そう信じて、
笑いをとるのが苦手な私もせっせと
スライドづくりに励む、学会前です。

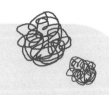

医療事故を
起こしてしまいました。

静脈に入れたつもりの中心静脈カテーテルが、動脈に入っていることがわかりました。患者さんの状態が落ち着くのを待って手術し、ご家族も納得してくださいましたが、次の手技が怖くなってしまいました。どうすれば次の一歩を踏み出せますか。（専攻医１年目）

―― 苦しむと人は謙虚になる。どうしたら痛い目に遭うことになるか、知っておいて損はない。
『BORN TO RUN　走るために生まれた　ウルトラランナーvs人類最強の"走る民族"』
クリストファー・マクドゥーガル　NHK出版

　私たちの仕事は非常に特殊です。人の体を傷つける手技をせざるを得なかったり、効果もあるけれど副作用も確実にあると考えられる薬を投与したりして、治療を行わなければなりません。うまくいかなかったとき、最悪では死、そうでなくても後遺症を残したり、手術など重大な介入のいる結果に結びついてしまったりします。大きなリスクを理解しながらもやるべきときはやらねばなりません。皮肉なことに、リスクを回避しようとする医療者は、挑戦をしないので大きな事故もない。困難な状況でもリスクを背負って挑戦する医療者が事故を起こし、責められる。そんな図式があるのも事実です。

　残念ながら臨床現場での医療に携わる限りは、こういった事故のリスク

から完全に逃れることは難しいです。私の周りでも、良心的な医療をしている先生ほど、何らかの訴訟を抱えていたりします。今回の患者さんは生命を左右する状況には至っていませんが、もっと重大な事故に直面することがあるかもしれません。そんなときのために、私自身や周りの先生の対処を見て大切だと感じた対策をふたつご紹介します。

　まずひとつは、こういった出来事があってからあまり間を置かずに、振り返りをすること。このとき、ひとりで行ってはいけません。自己弁護で終わるか、自分を責めすぎてますます出口がなくなるか、どちらかになりよい結果にたどり着かないからです。どのような医療行為であっても関わった人が自分たったひとりということはあり得ません。カテーテル挿入であれば、器具出しをした看護師さん、手伝った研修医あるいは上級医、確認のレントゲンを撮った放射線技師さんなどがおられるはずです。集まって、簡単な振り返りを行いましょう。決して責任を押し付けあってはいけません。でも、記憶が新しいうちに振り返ることで、何か気づくことがあるはずです。器具の置く位置がいつもと違ってやりにくかったのではないか、エコーの画面やレントゲンを複数の医師で確認しなかったのではないか。他に確実な挿入を確認する方法はなかったか。時間がたつと細かいところを忘れてしまいますので、できるだけ早いうちに行うことが肝心です。できれば、その勤務帯の終了時、みんなが帰宅してしまう前に行うのがよいと思います。

　集まって話すのは、問題点をあぶりだすだけではありません。患者さんに深刻な事態が起こると、関わった人はみんな傷ついています。その気持ちを修復するには同じ体験を共有した人と早いうちに話し合うのが一番です。「ホットデブリーフィング」と呼ぶそうです。

もうひとつは、可能な限り、危機をチャンスに変えることです。私が専攻医のとき、ある研修医の先生が入れ歯を誤飲した患者さんの見落としをし、患者さんのご家族から「どういう経緯だったのか」と問い合わせがありました。研修医の先生は胸部単純エックス線写真を撮っていましたが、ぎりぎり写っていなかった頸部上部に入れ歯が引っ掛かっていたのです。患者さんは「ここが痛い」と訴えることもできない方だったため、その後、誤嚥性肺炎を引き起こし亡くなられました。私もひょんなことから家族と研修医の先生との面談の場に同席することになりました。彼は、言いました。「申し訳ありません。自分がちゃんと頸部までレントゲンを撮っていればこんなことにはなりませんでした。申し訳ありませんでした。患者さんに起こってしまったことは取り返しがつきませんが、二度とこのようなことを他の患者さんに繰り返さないようにします」。その言葉を聞いたご家族は、ひと呼吸おいて言われました。「この病院はいい研修医の先生をお持ちですね」。

　今の時代、こんなふうに理解を示してくれるご家族ばかりではないかもしれません。が、彼が未熟さを認め真摯な態度を示したことが、ご家族の心を動かしたことは明らかでした。『星野リゾートの事件簿　なぜ、お客様はもう一度来てくれたのか？』（中沢康彦、日経BP）には、系列レストランで蕎麦の出し方にクレームをつけ、もう二度と行かないと宣言した客に対しどう対応するかをスタッフと話し合った結果、謝罪するだけでなく、客の自宅に出向いて蕎麦を振る舞うことで、常連客をひとり取り戻したエピソードが紹介されています。クレームを笑顔に変える。医療の世界では、なかなか笑顔に変えるまではいかないかもしれませんが、対応の仕方によって、さらに悪い状況に陥るか、少しでも良い方向に向かうかは大きく違ってくる気がします。

ネガティブな感情にとらわれているときは、枝葉末節にとらわれて、ものの全体像を把握することができなくなるといわれています。失敗してしまったという感情だけを引きずっていると、全体を見渡すことができず、根本的な問題が解決しないままとなってしまうので、また同じことを繰り返す可能性があります。今回の失敗を次の成功につなげたい。そのためには仲間の力を借りてください。遠慮はいりません。なぜならあなたの悩みは他の誰かの悩みでもあるからです。同じような経験をした人は仲間の中に必ずいます。あなたの体験や思いを表出することは彼らにとっての救いにもなるのです。お互いの言葉の中にアドバイスがあり、慰めがあります。それらの言葉をあなたの中に取り込んで、しっかり寝てからだを休めて、明日を迎えましょう。

> **つらくても早いうちに振り返ろう。**
> **失敗をチャンスにしよう**

医師は、感情を見せては
いけないのでしょうか。

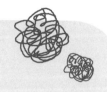

横断歩道で信号待ちをしていた男の子が突っ込んできたトラックに跳ねられ、ERに運ばれました。頭部外傷がひどく、ICUに入院しましたが、お看取りするしかない状況でした。駆けつけてきたご両親に説明をしましたが、泣き崩れるばかり。私も小さい子どもがいるので、自分のことのように感じられ、つい泣いてしまいました。同席していた上級医に後から「ああいう場面では涙を見せてはいけないよ。医者はいつも冷静でなければ」と言われました。医者は感情を見せてはいけないのでしょうか。（救急専攻医2年目）

> ── 長い年月のあいだに心の鎧は厚くなった。そうでなくてはやっていけない。それでも、こういった小さなことに気づいたとき、ふいに泣きたくなることがある ─本当に涙があふれることはないにしても。そういった衝動とは無縁の警察官もいた。だがサックスは、涙もろい分だけ自分は善良な警察官だと思っている。
>
> 『カッティング・エッジ』ジェフリー・ディーヴァー　文藝春秋

　研修医の頃、厳しい病状を淡々と伝える上級医の姿に「これがプロというものなのか」と圧倒された記憶があります。医学教育の祖であるウイリアム・オスラーの「感受性の鈍いほうが医師としては望ましい資質である」という教えが、現代まで脈々と受け継がれ、医師は常に感情をあらわにせず冷静でいるべきという考えにつながっているのでしょう。私自身も涙も

ろいほうなので、つらい病状説明ではつい涙ぐんでしまったり、言葉が出なくなってしまうことがしばしばあり、これじゃプロとして失格だなと自分に言い聞かせていました。

しかし、なぜ感情を表に出してはいけないでしょう？　おそらく、感情に左右されて冷静な判断ができなくなることへの懸念があるのだと思います。しかし、感情を見せずに冷静に判断する医師と、人間らしい思いを表出する医師と、どちらが患者さんに信頼されるでしょうか。

私が大学生のときのことです。祖父は高齢で小さな脳梗塞を繰り返した結果、寝たきりとなり、急性期病院を経て療養型病院へ転院しました。現在でもよくあることですが、実の娘である母から見ると、療養型病院での診療は満足のいくものではなく、特に病院の医師たちに対しては不満もあったようです。そんな中、祖父はご飯を誤嚥し、短時間心肺停止となり、蘇生はしたものの意識は戻りませんでした。病状説明の際、私は気づいてしまいました。主治医に見せられた胸部単純エックス線写真が、祖父のものではないことに。「先生、このレントゲン、違う人のです」。私たち親子の主治医への信頼は完全に消滅。そのまま、祖父は数日後に息を引き取りました。

最後の蘇生処置と、それに続く看取り、死後の説明をしたのは別の医師でした。現在の私くらいの年齢であったその医師は、泣いていました。「残念です。力及ばず申し訳ありません」。

死亡確認を終え、一度家に戻るタクシーの中で母はぽつりと言いました。「あの先生が泣いてくれただけで、もうええわ」。

おそらくその医師に計算も何もなかったと思います。私たちが病院や医師に対し不満を抱いていたことにも気がついていなかったかもしれません。その中で自然に表れた人間らしい感情が、最終的に、すべてのわだかまりを洗い流したのです。

　それから十数年たち、私も患者さんに説明したり看取りをしたりする立場となりました。ICUでの出来事でした。既に救命手段のない状況の高齢女性が入院されていました。家族にも病状説明は済み、家族はベッドサイドに集まり、最期の瞬間を迎える状況となっていました。おそらくPEA（無脈性電気活動）と思われる徐脈と、心静止を繰り返していましたが、心電図波形が少しでも出ていると死を受け入れがたいご家族もいらっしゃるので、完全に心静止になってから死亡確認をしよう、そういうつもりでいました。ちょうどそのとき、教授がICUに来ており、相談したいことがあったため、詰所で話していました。その様子を、患者さんの息子さんが見ていたのです。

　死亡確認後、息子さんから言われました。「先生、あのとき、どうして先生はすぐ来てくれなかったんですか。母は亡くなっていたんでしょう。それなのに、先生は別の場所で別の医者と話をしていた。どういうことですか」。

　医者として冷静な判断をしたつもりでいました。しかし、大切な家族が亡くなるという、普通に考えればとても大事な時間を、他のところで医師同士「雑談」する、という行為で、汚してしまっていた。たくさんの重症の患者さんを診て、看取りをしてきて、自分の行動が機械的になってしまっていた、心が死んでしまっていたことに、そのときハッと気がつきま

した。患者さんや家族の気持ちを痛いほど感じていた自分はどこへ行ったのだろう……。

　私たちの仕事は毎日非常に感情を揺さぶられる仕事です。毎回、感情移入をしていたら心もからだももたないですし、感情に流されない冷静な判断が必要なのは確かです。しかし私の祖父の看取りのときには、感情を表出した医師の姿を見て、遠ざかっていた医療者と私たち家族の距離は縮まりました。逆に私のICUでの看取りのように、機械的な対応のせいで家族の気持ちを傷つけてしまうこともあるのです。

　私は、医療では救えない状況に陥った患者さんと家族を最後に救うのは、医療者の言葉と態度であると思っています。そう、医療者の涙が、最後の処方箋なのです。涙を流したあなたのその気持ち、上級医になってもいつまでも忘れないでいただきたいと思います。

時には、心のままに

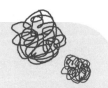

マルチタスクの
救急の仕事に
ついていけません。

初期から三次救急までなんでも診るERで働き始めました。重症度も緊急度
も異なる患者さんを、多いときは4〜5人、同時並行で診なければなりま
せん。気がつくとどんどん時間がたっており、上の先生からは「いつまで
診てんの？」と小言を言われます。その間に研修医の先生からのコンサル
テーションも受けています。こんなマルチタスクの仕事をどうやったらう
まくこなしていけるのか、悩んでいます。（救急専攻医１年目）

―― 状況を受け入れろ。無駄にややこしくするな。偶然を信じるな。
　　　　『許されざる者』レイフ・ＧＷ・ペーション　東京創元社

　初期研修医のときは自分のできる範囲で、安全に、上級医の導くままに
診療していればよかった。それが専攻医になると、基本的にひとりで患者
さんを診なければいけないうえ、後輩の指導もしなければいけない。手技
も身につけたいけれど、手技ばかりやっていると診療が滞り患者さんの待
ち時間が増える。患者さんは「検査結果まだですかーっ？」とイライラし
ている様子。もたもたしていると、あいつはできないヤツだと上級医に判
断されるのではないか……。

　これは専門科研修に入った先生たちから最も多く寄せられる悩みのひと

つです。そして、真面目に働いている人なら誰もが直面する悩みでもあります。

　率直に言いましょう。マルチタスク、つまり、複数の仕事の同時進行は病院で働くうえで避けられないものです。さらに年齢を重ねれば重ねるほど、通常、複数の仕事をこなすことがますます求められます。若くて脳にも体にも柔軟性がある今のうちに慣れておくほうが後々楽なのです。そのためのコツをお伝えしましょう。

　私が考えるポイントは3つです。
① 縦糸と横糸を意識する。
② こだわりすぎない。
③ 一瞬冷静になる。

① 縦糸と横糸を意識する。
　カッコよく言ってみましたが、要するに優先順位をつけるということです。ERの診療であれば、同時進行で診ている患者さんの中で重症度緊急度から優先順位を考えましょう。呼吸や循環、意識に異常のある患者さんであれば重症度、緊急度の点から最優先となります。重症度緊急度が高くなく、同程度であれば、簡単な処置や説明で帰宅できそうな患者さんを最優先にし、時間の余裕をとってからややこしそうな病状の患者さんに腰を据えて取り組むというのも一手です。これが横糸。縦糸は、それぞれの患者さんの中で行うべきことの優先順位をつけること。気道や呼吸、循環が怪しければ、その安定化が最優先ですし、それらが落ち着いていても痛みの訴えが強ければ、原因検索と鎮痛を先に行うことで、その後、診療しやすくなるかもしれません。結果が出るまで時間のかかる血液検査が必要であ

れば、まず提出して、結果待ちの間に画像検査などを行う。この縦糸と横糸を意識することで、上手に救急の「布」を織ることができるのではないでしょうか。

② こだわりすぎない。

　ある程度診療に慣れてくると、自分のこだわりのようなものができてきていませんか？　あるいは、施設の「ローカルルール」のようなものにとらわれてしまっていませんか？　例えば、熱があったらとりあえず採血する、腹痛だったらとりあえず腹部単純エックス線写真を撮る（今は有用性がかなり低いと言われていますが……）。ルートが取れない、採血ができない、撮影室が順番待ちでなかなか撮影できない。そのような状況ではどんどん時間が過ぎてしまいます。視点を変えて、今、この患者さんの問題を解決するのに一番必要なことは何か、自分がこだわっていることが本当に重要なのかを考える。そして、やらなければならないと判断したことの中で、自分自身が手を下して行う必要があることと、人に依頼できることを区別する。こうすると、かなり診療がスムーズに進むと思います。

③ 一瞬冷静になる。

　これは、あなただけでなく、ベテラン医師であっても非常に大事なことです。1日の診療が終わった後、お茶を飲みながらふっとひと息ついているとき、「今日、オレ、あそこでどうしてあんな判断しちゃったんだろう……」とハッとすることはありませんか？　忙しいときや重症の患者さんを診ているときは、自分も周りも熱くなり、時に冷静な判断ができなくなっていることがあります。何か空回りしているな、うまくいっていないな、と思ったら、一瞬ベッドサイドを離れて、ふっと、ひと息ついてみてください。控室でちょっと水分補給、糖分補給するのもいいでしょう（一

瞬ですよ。あくまで)。もし可能なら、信頼できる同僚や上司に相談し、違う視点からの意見を求めてみてください。現在の問題点を解決するのに何を優先すればいいのか、何が一番大事なのか？　渦中を短時間でも離れることで、見えてくることがあるはずです。

　ご紹介したセリフは、ミステリの宝庫スウェーデン発の推理小説の中で、国家犯罪捜査局の元長官ヨハンソンが掲げる「殺人捜査の黄金の三カ条」です。患者さんの訴えを受け入れ、非論理的な回答に走ることなく、できるだけ最短最良の距離で問題を解決に導く、これはまさにマルチタスクを要求される診療現場にも通じる理念だと感じ、自分のモットーとしている言葉です。

> 縦糸と横糸
> こだわりすぎない
> 常に冷静に

忙しい現場で
どうすれば即座に
決断できるようになるでしょうか？

なかなか決断できず悩んでいます。普段デートでご飯を食べにいっても、なかなかメニューを決めることができず、彼女をイラッとさせてしまうのですが、忙しい救急の現場では余計に迷ってしまいます。看護師さんからは「先生、まだですか？　どうするんですか？」と迫られ余計にパニックになります。気づいたらとんでもなく時間がたっている、ということもまれではありません。どうしたら忙しい中で即断即決できるようになるでしょうか。（専攻医１年目）

> ── 直感力を鍛えるには、安易な手段に頼らず、場数を踏んでいくしかない。意識して困難な状況に自分を置き、それを乗り越える経験を積んでいってはじめて、「どんな状況でも自分は絶対に洞窟から出られる」という自信が芽生えてくるのだ。
>
> 『洞窟ばか』吉田勝次　扶桑社

　研修医時代と専攻医時代の大きな違いのひとつは、自分で決断しなければならない場面が増えてくるということですね。自分で決められることを楽しく思う人もいるでしょうが、あなたのように決断できずに迷ってしまう人にとってはなかなかつらい時期だと思います。

　これは性格もあると思います。気の優しい人ほど迷い決められない気が

します。その優しさは医師としては大事なことなので、なくしてほしくないのですが、だからと言って方針を決められないままでは患者さんに不利益が生じてしまいます。

　『洞窟ばか』で洞窟探検家の吉田勝次さんが言う通り、経験を積むこと、まあ、これしかないと言えばこれしかありません。あれはあのとき経験した、という引き出しがあればあるほど、このときはこれ、あのときはあれと即決しやすくなります。まずは尻込みせずどんな症例にも挑戦しましょう。ただ、最初のうちは自分のキャパシティすらよくわかっていないと思います。キャパシティを大幅に超えて無理をすると、ますます決断できなくなりますし、患者さんに危険が及びかねません。大学や会社の付き合いでお酒を飲み始める前に、自分の許容量を知っておけ、と、おやじさんが息子娘に酒を飲ませるようなもので、あなたも自分で自分の「診療キャパシティ」をまず知ることから始めましょう。軽症患者さん、ウォークイン患者さんであれば同時進行３人程度、重症であれば２人とか、そんな感じです。おそらく半年もすれば把握できてくると思います。そして年月を経るにつれ、その人数や重症度は少しずつ変わってくるはず。自分ではわからない、という場合は上級医に尋ねてみましょう。聞く相手を選ぶ必要があるかもしれませんが、きちんと後輩を見てくれている上級医なら、あなたのレベルに合った的確な答えをくれるはずです。

　次に一人一人の患者さんを実際に診る場面を考えてみましょう。決断に悩んでしまうというのは経験不足ももちろんありますが、それだけでなく、それぞれの患者さんの問題点をきちんと整理できていないのだと思います。問題点がわかっていれば、研修医時代の経験があるのですから、次に何をすればいいかある程度は判断できるはずです。では、なぜ問題点の

整理ができないのでしょうか。

　数年前、八ヶ岳の天狗岳へひとりで登りました。一泊二日の行程で、初日はまだよかったのですが、夜は泊まった小さな山小屋が吹き飛ぶかと思うほどの暴風雨。途中の道も増水で通れないかもしれないと小屋の人に心配されながら、なんとか帰路につきました。その帰りの道というのがまた、地獄。岩だらけの道が延々と続きます。いわゆる整備された「山道」とは異なり、自然のままの岩道を、ルートを探して下る必要がありました。さらにガス（霧）も立ち込め遠い先も見えません。マイナーなルートを選んでしまったせいか、人っ子一人通らないので、道を尋ねることも不可能です。どちらに進めばいいか迷い、自然に足が止まりました。ふと振り返ると、岩道を下から見上げる形になります。下から見上げる岩の壁にペンキのマルが付いていました。これは登る人がルートに迷わないようにつけられた印。つまり、正しいルートを下りてきたのだということになります。俄然、元気が出てきます。気持ちが落ち着いたところで先のほうを見ると、木の枝に結び付けられた赤いテープが。これも、ルートを示してくれるありがたい目印です。このとき気がつきました。迷ったら、立ち止まって、振り返ればいいんだ。それで大丈夫と確認したら、先を見ればいいんだと。

　前ばかり見ていると、これまでやってきたことが把握できなくなっていることがあります。降りているときには、下から登ってくる人のためにつけられている印が見えないように、です。決断に迷ったときは焦らず、深呼吸して、カルテの前あるいは患者さんのところに行って、これまで自分が集めた情報、データを見直してみましょう。このための時間がそれほどすべてを遅らせるとは思えません。もし、見直しても迷ってしまうようなら、経験のある人に助けを求めるのも大事なことです。迷い道のまま進んで

しまっては、間違った結論にたどり着くだけです。振り返って、この道で大丈夫と結論が出れば、では、この患者さんはどういうところに帰結するのか？　処方で帰宅できるのか？　他院に紹介すべきなのか？　入院が望ましいのか？　入院するとすればどの科、どの病棟がいいのか？　といった、先の道を見渡しましょう。

　経験は大事です。でもその経験は毎日の一つ一つを大事に積み重ねていくことから始まります。立ち止まることは悪いことではありません。ただ、ボーッと立ち止まるのではなく、振り返ったり、先を見たりして、正しい道を探せるように練習しましょうね。

迷ったときには振り返る。
悩んだときには先を見る

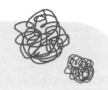

ひとりで当直するのが
怖くてたまりません。

来月からひとりで当直しなければなりません。これまでは研修医の立場で
上の先生も必ずいましたが、専攻医になると病棟急変や救急対応まで、ひ
とりでやらなければなりません。できるのか不安でたまりません。(専攻医
1年目)

> —— 危機的な瞬間は人間の中にいつにない活力を生み出す。あるいは、もっ
> と簡潔に訳すなら、人は追い詰められてほんとうに生き始める。
>
> 『幻影の書』ポール・オースター　新潮社

　何事にも初めてはある。あなたの医者になる前の人生にも、初めての出
来事はたくさんあり、それを乗り越えてきたからこそ今があるはず。しか
し、確かに今回は少し事情が違いますね。患者さんの診療に対する責任が、
一晩あなたの肩にかかる。あなたの判断が患者さんの今後の経過を決定す
るものになりかねないのですから、大変なことです。

　実際のところは、昔に比べ、研修医や専攻医の先生への責任上の負担と
いうのは、ずいぶん考慮され、軽減されてきたようには感じます。もちろ
ん、病院の体制やマンパワーに大きく左右されるところではありますが、
多くの病院で研修医の先生が最初から最後までひとりで診療し、決断する
ようなことはなく、どこかで上級医のチェックが入るシステムになってい
ると思います。私たちのERでは、専攻医の先生もひとりぼっちで当直や

日直をすることはなくなり、必ず上級医師と一緒に勤務し、何かあれば相談できる体制になりました。もちろんかつてはそんなことはなく、研修医1年目のときもほとんどは2年目の研修医の先生に聞くか自分で調べるかで診療を行っていましたし、専攻医になったらスタッフ医師と同様に、ひとりで当直をしていました。当時と今を比べると、医療の質自体が上がったことも当然ありますが、やはり複数の医師の目が確実に入ることで、見逃しや患者さんとのやり取りの齟齬という問題が減り、より安心できる医療が提供可能となったと実感しています。若手医師を育てる手厚い教育体制は患者さんにとっては非常に望ましいものです。

　しかしその反面、いつまでたっても独り立ちできない医師が一定数存在することも感じています。責任を持ってくれる人が常にいる環境で診療をしていると、次第に責任を背負うことが怖くなります。そうしているうちに年齢を重ね、突然ひとりでやらなければいけない環境に置かれたときどうすればいいかわからない。そんな悩みも時々耳にします。

　あなたの病院は専攻医1年目からひとりで当直をしなければいけない病院のようです。大変ですが、これはあなたに与えられた成長のチャンスだと思ってください。

　研修医時代、こんな思い出があります。癌患者さんを担当していたときの土曜日、病棟へ行くと「先生、患者さんが痛がっています」と声がかかりました。既に緩和の方針でNSAIDs（非ステロイド性消炎鎮痛薬）などは投与されており、次はモルヒネの皮下注だという話が出ていた患者さんでした。モルヒネ皮下注の指示を出したことなどありません。しかも一緒に主治医として担当していた上級医は、院内で最も恐れられ、その先生が

当直だとERの初療医は「今夜はコンサルトのハードルが高い……。終わった……」と一気に気落ちするような名物医師でした。というわけで気軽に電話して指示を仰ぐこともためらわれます。でもモルヒネ皮下注は一般的な投与方法が決められているはずと、必死で教科書を調べ、指示を出しました。報告はしないといけませんから、恐る恐る上級医に電話したところ、「ああ、それでいいよ」と、意外にも穏やかな返事。患者さんは痛みに悩まされることなく週末を過ごしました。なんとなくその日から看護師さんが優しくなり、私のつたない指示も聞いてくれ、仕事がしやすくなりました。怖い上級医も少しマイルドになったような気がしたのは……気のせいだったかもしれませんが。

　こんなこともありました。専攻医1年目の当直の夜、明らかに心タンポナーデでショック、という高齢女性が搬送されてきました。心嚢穿刺なんて見たことはあってもやったことはありません。循環器の先生も手いっぱいで手伝えないとの返事。やむなく穿刺したら赤い液体が返ってきます。冠動脈を穿刺したか、心腔内を刺したか。震えながらダメ元で当時唯一の救急スタッフであった医師の自宅に電話したところ、飛んできてくれました。結局、癌性心嚢水のために血性であっただけで、合併症ではなく、ドレナージによって患者さんはひとまず生存できました。あのときの血の気が引くような感じ、スタッフ医師が来てくれたときの安堵感は今でも鮮明に覚えています。

　お伝えしたいのはこういうことです。困難にひとりで立ち向かうときこそ学ぶ力は最大となり、人は一番成長する。ポール・オースターも語るように、難しい状況であればあるほど、普段を超えた能力が発揮できるのかもしれません。もちろんそれには日々の積み重ねは大事ですが、そのため

のトレーニングをあなたは研修医生活の中で積んできたはずです。

　追い詰められた経験のない人は、他の人が危機的状況で助けを求めているときに、どう助けたらよいのかわからず、適切な手助けをすることも難しいのではないかと思います。私が助けてもらったことを鮮明に覚えているスタッフ医師のように、あなたもいつか後輩のSOSに的確に応えられる医師になってほしい。そのための第一歩が今日、始まるのです。

> ## ひとりで立ち向かうときこそ
> ## 最大の能力が発揮される

怒られるうちが花

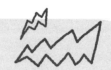

上級医の尻拭いを
させられているような
気がしてなりません。

労作時の胸痛を訴える患者さんが冠動脈カテーテル検査の予定で循環器の病棟に入院され、私が担当医になりました。入院時の採血結果を見るとHbが5.4mg/dL。「そういえば、最近便が黒いな、と思っていたのよ〜」とは患者さんの弁。急いで消化器内科の救急当番に連絡し、緊急上部内視鏡検査をしてもらったところ、出血性胃潰瘍が見つかりました。止血処置して、輸血してとてんやわんやでした。消化器の先生からは「この忙しいときにもう。外来で、何みとったんや」と嫌味を言われ……。循環器の外来担当医は「あ、そう」程度で知らん顔。なのにカンファレンスでは「貧血のせいで相対的心筋虚血が起こっていたのかもしれません」なんて、まるで自分が診断したかのような発言をしていました。なんだか上級医の尻拭いをさせられて、おいしいところは持っていかれているようで、納得いかない気持ちです。（研修医2年目）

> —— 私心を去って自分をむなしくしておかなければ人は集まらない。人が集まることによって智恵と力が持ち寄られてくる。
>
> 『竜馬がゆく』（あとがき）司馬遼太郎　文藝春秋

　大学の同学年に、他の学部を卒業したり、企業に勤めたりした後、自分で学費を稼ぎ、再度医学部を受験して入学したお姉さん、お兄さんたちが何人もいました。高校出たての右も左もわからない自分にとって、20代半

ばの彼らが語る世界は未知の大人の世界。とても印象に残っている言葉が
あります。「今は、親ってすごい存在で、学費も出してもらっとるし口答え
もできひん、でもなんだか反抗したいときもあるし、って感じやろ。でも
どこかの時点で、親がかわいく思えるようになるねん。そういうとき、自
分が大人になったなーって思うわ」。

　親も完ぺきではない。そう思えたとき自分が一歩大人になるという意味
だったのだなあと今になって思います。

　大人だっていつも正しいわけではない。賢い人は子どもの頃に気がつい
ていることでしょうが、日本のように「年長者を敬い、言うことは聞くべ
し」という儒教的教えが染みついている国では大人の言葉を疑うのも難し
いことです。少なくとも私はそういう子どもでした。

　毎日新聞日曜版の連載、『新・心のサプリ』の中で、心療内科医の海原
純子先生が令和元年12月１日版に、政治家の不祥事など、子どもに見せら
るのがはばかられるようなニュースがあまた流れている現状を憂い、ある
べき大人の姿をテーマに次のようなことを書かれていました。「（自分が子
どもの頃、学校の教師がえこひいきしたり、イライラして八つ当たりした
りする姿を見て）大人だからといって完ぺきな人間であるわけではなく、
歳をとることがそのまま人間性を高めるわけでもなく、ひとりの悩み多き
人間なのだ、と思った。（中略）大人がいつも正しく、権力を持つ人が常に
清廉潔白ということはなく、間違えることもあることを子どもに現実とし
て見せるのも意味があるのかもしれない」。

　さて、あなたから見た上級医も、子どもから見た大人と似たようなもの

かもしれません。医師としての経験年数が長いからといって、あるいは歳を重ねているからといって、残念ながら、みんな必ず正しい判断ができるわけではないのです。指導医という名がついていても、行動すべてを見習いたくなるような人は少ないのが現実と言わざるを得ません。実際後輩の功労を自分の利益のように吹聴してのし上がっていく人もいますし、八つ当たりとしか思えない言動で周りをげんなりさせ続ける人もいます。「私心を去って自分をむなしく」することは指導者の必要条件であることは司馬遼太郎氏に言われるまでもなく当然のことなのですが、それを実行できている先輩を見る機会は多くなく、歳が上だから、経験年数があるから、指導医講習を受けたから、というだけで指導医という肩書をもらえてしまうのも、日本の医療界の現状です。

今回、患者さんの病気を診断し、病状を改善させるという、最大の目標が達成できているのですから、まずはよしとしましょう。上級医が漫然と外来で診ていただけではいつまでも診断されず、命にも関わる可能性のあったイベントを、あなたが発見し、適切に早期対処できたことで、さらに悪い状態になってから病院に救急搬送されるのを防げたのです。誰も褒めてくれなくても、患者さんがよければまずよしと納得しましょう。

そのうえで、この経験を他山の石とし、あなたが指導的立場になったときに、後輩にあなたのような思いをさせないようにしたいですね。

海原先生は続けます。「できれば、すてきな大人の生き方をよりたくさん、子どもたちに見せたいものだ。（中略）後の世代に何を残すかは、子どもたちが"あー、そんな大人になるなら歳をとるのも悪くないかな"と思える大人がどれくらい増えるかで決まるように思う」。

あんな指導医にはなりたくない、そう思ったあなたは、「あんな指導医になりたい」と思われる指導医になるための手がかりを今日もらったようなものです。理不尽だなあ、と思った上級医と反対のことをしていけばいいのですから。「あんな指導医になりたい」、そう思われるようになったあなたのもとには、あなたを慕う後輩がたくさん集まり支えてくれ、患者さんにより良い医療を提供できる素晴らしいチームを結成することができることでしょう。

> **あんな指導医にはなりたくない、と思ったときが**
> **よい指導医になるあなたの第一歩**

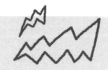

指導医によって
いうことが違います。
どうしたらいいのでしょうか。

指導医によって指導内容が異なり、迷うことがあります。例えば熱が出ている患者さんで血液培養をとるかどうか。「とりあえず、とっておこう」という先生と、「いや、いらんでしょ」という先生。この患者さんには「点滴続けておこうか」という場合と、「もういいでしょう」という場合と……。毎回違って、次をどうすればいいのか悩んでしまいます。（研修医１年目）

> ── エベレストに登ることに何か理由が必要だとすれば、われわれの登頂に
> 刺激された人々が自分の「エベレスト」を探し求めることに答えはある
> といえよう。
>
> 『エベレスト初登頂』ジョン・ハント　エイアンドエフ

　言われたまま、自ら考えることなしに業務を行うマニュアル人間が増えていると言われます。どうして指導医によって言うことが違うのだろう？と悩むのは大事なこと。言われたまま疑問も持たずに動くよりずっといいと思いますよ。

　しかし、悩みますよね。あなたを含む研修医の先生たちが悩む最大の理由は「スタンダードがわかっていないから」であると感じます。経験が少ないので仕方ない面はあるのですが、まずは臨床医学の一般常識を自ら学

びましょう。方法はさまざまですが、学生時代の教科書を読む勉強にプラスして、より臨床に即した実践的な知識を身につける必要があります。よく先輩の先生たちが口にするのは「ガイドライン」でしょうか。疾患や症候についての診断、治療、予防などについてまとめた指針、まあ、一般常識みたいなものです。該当するものがあれば、一度は目を通しておく必要があります。ただ注意すべきは、年を経るにつれてどんどん変わっていくものであること、ガイドラインを発信している学会や団体、国により、少しずつ内容が違うこと、信頼性には差があること、です。ひとつのガイドラインにとらわれず複数入手して読んでみましょう。「二次資料」と呼ばれる、さまざまな研究、試験などをまとめた情報ソース（UpToDate® など）も参考になるかもしれません。ただ、こちらも書いた人の考えも入りますし、時代によって変わっていく可能性があるものと考えておいてください。

　注意すべきは「マニュアル人間」にならぬ「ガイドライン医師」にならないことです。ガイドラインにはこう書いてありました、しかし、目の前の患者さんにはどう見ても当てはまらないでしょう……という場合が少なくありません。例えば肺炎の重症度スコアで外来治療が妥当と出ても、歩行も困難で、介護者がおらず、食事もとれない独居の高齢者を帰宅させられますか？　など、そういった現実的なところです。そこは診療の第一線で患者さんと直接関わる、あなたたち研修医の先生の目の利かせどころ。この患者さんが現状よりよくなり、苦痛なく安全に暮らせるにはどの選択肢がいいのか？　患者さんや家族は何を一番望んでいるのか？　その判断の根拠となる情報を集めるのがまずあなたのやるべきことです。

　例えば山へ行くとき目的地を決めずに出発する人はまずいないでしょう。あの山に登頂する、あの岩を登る、あの山小屋で泊まる、など決めて行く

わけです。しかしそこへたどり着く方法はひとつではなく、たいてい複数のルートがあります。登山口も複数ある場合もありますし、同じ登山口からいくつもの道が出ている場合もあります。山頂への到達方法も、ロープウェイを使う、ある程度の高さまで車で行くなど、選択肢がある中から、自分の体力、技術、好み、同行者の意見、天候などを考えて選びます。

　今回ご紹介した言葉は、世界で初めてエベレストに登頂した登山隊のリーダー、ジョン・ハントが、登頂達成後に記者団から受けた「なぜ、エベレストに登るのか」という質問に対して述べた回答です。彼が言おうとした「エベレスト」は、人生の目的といった大きなものかもしれませんが、日々の出来事の中での一つ一つの小さな目標も「エベレスト」と言えると私は感じます。エベレストへの登頂ルートもネパール側からの南東稜ルート、チベット側からの北稜ルートとさまざまあるように、あなたにとっての日常の中での「エベレスト」に達する方法も、さまざまあって当然なのです。一番大事なのは、エベレストに登るという目的を見失わないこと。エベレストに登ろうと思っていたのに気がついたらアマゾンの奥地に迷い込んでいた……というのはちょっといただけません。

　今のあなたにとっての日常の中での「エベレスト」、それはまさに、「患者さんがよい状態になって安楽に暮らせること」ではないかと思います。患者さんそれぞれにとっても、何が目標＝エベレストであるかは違います。とにかく病気を治して社会復帰したい人、完全に治らなくてもいいから家で家族と過ごしたい人、つらい検査もいとわず診断はとにかくはっきりさせてほしい人、さまざまです。患者さんそれぞれにとってのエベレストを見つけることが結局あなたにとってのエベレスト登頂につながるのだと思います。そのためにどんな方法をとるかは、ルートが多く存在するよ

うに、ひとつとは限りません。患者さんごとに異なり、また、同じ患者さんでも状況によって異なる可能性があります。

　登山ルートを選ぶうえで理由があるように、指導医には、その方針を決めた何らかの理由があるはずです。自分で調べ考えたうえで尋ねてみましょう。経験や反省に基づく指導医なりの理由を教えてもらえるかもしれません。納得できれば、それをあなたの登山ルートのひとつに書き加えておきましょう。

　あなたにとっての日々のエベレストである「患者さんがよい状態で安心して暮らせること」を見失わないように。そうすれば、選択すべきルートも自ずと見えてきますよ。

**あなたにとっての「エベレスト登頂」である
「患者さんがよい状態で安心して暮らせること」を
見失わないようにしよう**

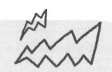

後輩の前で
指導医に叱責され
落ち込んでいます。

ERで診て、肺炎の診断で入院させた患者さんが後日結核であったことがわかりました。同室の患者さんや接触したスタッフの結核検査を行う事態となり、内科のカンファレンスで「なんで抗酸菌の検査を出しておかなかったんだ！」と部長の先生にこっぴどく怒られました。確かに怒られても仕方ないのですが、後輩の研修医たちにちょうど先週「肺炎と思っても、結核が隠れていることがあるから、安易にキノロンとか出しちゃダメなんだよ」と偉そうに言ったばかり。彼らの目の前で叱責されて面目が立ちませんでした。（研修医２年目）

> ── 才のない者には、恥かかんよう盛大に手ぇ貸したり。けど、才のある者には手ぇ貸さんと盛大に恥かかしたり。
>
> 『八朔の雪　みをつくし料理帖』髙田郁　角川春樹事務所

　○○世代という言い方はいつの時代もあります。団塊の世代、しらけ世代。私の所属はさしずめバブル世代末期でしょうか。私は一時期、10年くらい後輩の先生たちの世代に「褒められて育つ世代」とひそかに名づけていたことがありました。彼らは初対面でも、こちらが何か言う前に言うんですね、「僕たちは、褒められて育つ世代です」と。つまり怒らないでください、できるだけ褒めてくださいという意味なわけです。最初は面食らいましたが、何度も同じセリフを聞くうちに本当にそうやって、親にも先生

にも怒られずに育ってきたんだろうなあと実感しました。実際、大人の言うことを聞いて素直に成長し順調に医者になった研修医の先生の中には、怒る必要のないほど成熟しているように見える人もいます。でも、それは当人にとって幸せなことなのでしょうか?

　先日、ある出版社から「研修医時代の失敗談を書いてください」と依頼を受けました。それをきっかけに思い出した自分の失敗談をご紹介しましょう。

① 転倒して膝が痛いと歩いてきた高齢女性。膝のレントゲンを撮り、異常を認めず、帰宅。後日家族からクレーム。大腿骨頸部骨折の見逃しであった。
② 当時まだ紙カルテ。夜間に入院した患者さんの血液ガスの結果をカルテに貼っておいたら、それを見た担当医が朝激怒。「なんでこんな結果をしれっと貼っとるんや!」。pH 6台の高度代謝性アシドーシス。しかし患者さんは元気。何らかの採血管に一度入れた血液を吸引して血液ガス分析装置に入れた結果の異常値であったことが判明。
③ 担当となった患者さんの家族の女性にあいさつに行った。「奥さんですよね。柳井です。よろしくお願いします」。その後、看護師さんより「あの人、奥さんじゃなくて娘さんですよ」。さらに指導医も同じ間違いを犯すという失態に至り、医師患者家族関係には気まずい空気が流れ続けた。

　これだけにはとどまりません。公の場で話せる失敗談だけでもかなり出てきました。20年近く前のことがなぜ昨日のことのように思い出せるのでしょう?　それは、誰かに怒られたり注意されたりした分、記憶に定着し、

二度と同じ間違いを起こさない教訓となっているからです。

　今、私は研修医の先生に、半信半疑という顔をされつつ、「歩いてくる大腿骨頸部骨折、あるから！」と口を酸っぱくして言っています。転倒した高齢者は必ず股関節周囲も触るように心がけています。患者さんの状態と乖離する検査結果が出たら、鵜呑みにせずに、本当に患者さんは大丈夫なのか、大丈夫であればなぜそういう検査結果が出たのかを確認します。患者さんの家族にあいさつするときには、先に看護師さんに聞くなどして、できるだけ関係を確認します。難しければ、本人か患者さん自身に「失礼ですが、ご関係は？」と聞きます。それも難しければ、女性の場合は白々しくても「若いほう」に、奥さんと思っても「娘さんでしょうか」と聞きます（これでだいたいうまくいきます）。

　つまり、怒られるのは正しい道に戻るための道しるべを教えてもらったようなもの。怒られなければずっと迷い道を歩き続け、ついには遭難し、取り返しのつかないことになっていたかもしれません。あなたはこれからレントゲンで肺炎らしき陰影を見たときに、「結核」の二文字は必ずよぎるはず。それは怒られるというインパクトの強い出来事によってこの経験があなたの中に定着したからです。

　逆に怒られないというのはどういうことでしょう。すべてうまくやっているから、そういうこともあるかもしれませんが、もしかしたら、「こいつは怒っても無駄だから」と見放されてしまっているだけかもしれません。怒りにはエネルギーがいります。クレーム対応の極意として、怒りは長くは続かないので、4分、同意しなくていいから傾聴する、というノウハウがあるそうですが、そんなエネルギーのいることを、忙しい指導医が、す

るはずもありません。あなたには言えば響くものがある。そう思うから叱られたのだと、そうは思えないでしょうか。

　もちろん、怒る側にも配慮が求められますね。『医師の感情「平静の心」がゆれるとき』（ダニエル・オーフリ、医学書院）で、医師の心の葛藤を赤裸々に描いたダニエル・オーフリ医師自身、まだ駆け出し医師のときに自分が指導していたインターンの前で、糖尿病性ケトアシドーシスの治療方針が間違っていることを指導医に叱責され、深く傷ついたと書いています。叱責が単なるトラウマになってはいけませんし、そうならないように私たちも、こっそり呼んで注意するなど、気をつけなければいけないなとは思っています。

　怒られたのはチャンスだと思ってください。「才がある」からこそ、怒ってもらえたのだと思って、今日の体験をまた明日に活かしてください。

怒られるうちが花

上級医に
理不尽に怒られて、
怒りのやり場がありません。

早朝に胸痛の患者さんが来ました。急性冠症候群（ACS）を疑い循環器内科の当直医であった専攻医を呼びましたが、「どこみてんの？　これは違うやろう」と言われ取り合ってもらえませんでした。しかし1時間後、再検した心電図は明らかに変化しており、トロポニンも上昇していました。日勤帯に変わっていたので日中の救急当番医に再度コンサルトしたところ、直ちに冠動脈カテーテル検査を行うことになりました。当直医だった専攻医が飛んで来て言った言葉に愕然。「なにぐずぐずしてるんや！　すぐカテの準備しろ！」。いや、ACSじゃないって言ったのあなたなんですけど……。あまりに理不尽です。（研修医2年目）

　　── 今後は腹立たしい人に遭遇しても、"輪廻転生の少ない赤ちゃん"だと
　　思えば、怒りが収まるような気がしてくるではないか。
　　　　　　　　　　『純情ヨーロッパ　呑んで、祈って、脱いでみて』
　　　　　　　　　　　　　たかのてるこ　ダイヤモンド・ビッグ社

　ありますねえ、こういうこと……。要するに、八つ当たりされたようなものですよね。こういった不消化な怒りは、溜めておけばおくだけからだにも心にも悪いです。では、どうやって消化すればいいのか？　方策をふたつ伝授しましょう。

ひとつは、自分の身に置き換えて考えてみることです。今までどんな人に対しても一度も腹を立てたことがない、という人はいないでしょう。その中で、自分自身も後味の悪い思いをした怒りの場面はないでしょうか？ それはたいてい、自分でも、怒るべきじゃなかったな、八つ当たりだったなと思っているケースのはずです。なぜ、八つ当たりしてしまったのか、考えてみてください。「図星を指されたことへのとりつくろい」あるいは「自信のなさの裏返し」ではありませんでしたか？　今回も、あなたの診断は正しかった、つまり図星を指されたことがどうにもやりきれなかった。そして専門医としても、まだまだ未熟な中での不安な当直、その自信のなさ、このふたつが怒りとなって表れたとすれば、今回の専攻医の先生の胸の内も、少しは想像できるのではないでしょうか。

　人間は弱い生き物です。未熟さ、弱さを認められる本当に強い人は八つ当たりしたりしませんが、なかなかいないもの。自分自身もそうだったと推し量り、相手の思考回路を想像する、それはあなたの心の整理に多少、つながるかもしれません。

　理解はできても怒りは収まらない。そういう人も多いでしょう。では、方策その二。それは、俯瞰すること、です。心の中でだけ、上から目線で相手を見るのです。たかのてるこさんが、職場の上司とのあつれきや、窮屈な人間関係に疲れてヨーロッパ21か国への旅に出た、そのいきさつをまとめた前半が純情ヨーロッパ。その中で怒りを抱える彼女に、人の前世を見る力を持つと自任する友人・クボメが語ったのが、「50歳でも輪廻転生の少ない赤ちゃんがいる」という話です（本を通して知るたかのさん本人の個性も強烈ですが、また友人たちが輪をかけてユニークなのです）。自分たちは若いけれど、実は何度も輪廻転生を繰り返していくつもの前世を経験

し、「人生経験」を積んでいる。怒鳴り散らす上司は、50歳であっても、輪廻転生が少なく、世の中のことをわかっていない赤ちゃん。だから、魂レベルで先輩の私たちは大目に見てあげようよ、というわけなのです。

　まあ、輪廻転生を信じるか信じないかは別として、理不尽な相手に対してはこのように上の立場から俯瞰して、小さいやつだと笑い飛ばす、そういう余裕もあっていいのではないかと思います。同じ土俵に立っても面倒くさいだけ。一歩離れた場所から見ると、ちょっと心の持ちようも変わってくるのではないでしょうか。

　研修医の期間が終わって、年数がたてばこういう理不尽な怒りにさらされなくて済むと思うかもしれませんが、残念ながらそうでもありません。どこの世界にも「小さい」人物は必ずいて、避けて通るのは難しいんです。仮に職場では大丈夫でも、家庭生活などプライベートの生活でこういう人と遭遇してしまうかもしれません。私たち救急医も、長時間手術を終えたばかりとわかっている外科医に次の症例の手術依頼をしないといけないとか、どう考えても眠っている時間に起こして診てもらう必要があるとか、病状があまりに重症だとか、家族が明らかにややこしいとか、ベストとは言えない状況でコンサルテーションをせざるを得ない状況下、コンサルタントである他科医師からギスギスした言葉を浴び、やりきれない思いになることは今でもあります。そんなときに、自分の心をコントロールする方策を持っておくのはとても大事です。

　そして、もっと大事なのはあなた自身が同じことをしてしまわないようにすること。別の項（p.100）でも述べましたが、自分がされて嫌だったことは後輩に絶対にしない。そうすれば後輩たちは無駄な怒りのエネルギー

を費やすことなく、むしろあなたの強い味方となってくれるでしょう。

　たかのてるこさんは脱サラして世界への旅に出ました。さまざまな体験
をし、たくさんの人と出会うことで、これまで抱いてきた理不尽さへの怒
りや悲しみを消し去り、自分を好きになり、新しい世界を切り開いていき
ます。その旅の体験をつづった一連の著作は、パワフルで、個性的で、抱
腹絶倒、必ずあなたの怒りを笑いに変え何に怒っていたのか忘れさせてく
れる、おすすめの処方箋です。

理不尽な叱責は自信のなさの裏返し。
同じ土俵に立たないで

いつもどこかで、
誰かに助けられている

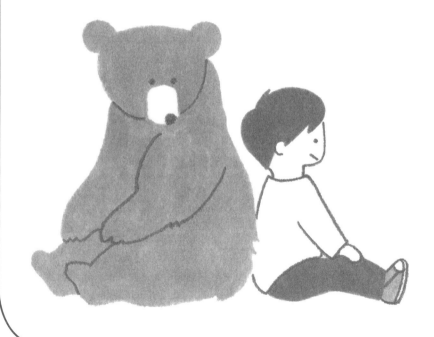

ICUやERでの仕事は交替制で、引き継ぎになっています。交替制は体力的には非常にありがたく、ライフスタイルが変わっても長く続けられる勤務体制だと思います。救急領域だけでなく、今後、そういうスタイルに変わる科も増えてくるかもしれません。

　この交替制。実はいろいろな思いが交錯するシステムでもあります。「これ、日勤中にやっておいてくれれば助かるのに、なんでやってくれていないの」と責める気持ち。あるいは、「もう自分の勤務時間は終わりだから、このまま次の人に渡してしまおう」という問題先送り型。こういった感情が表に出だすと交替制はうまくいかなくなります。人間関係もぎくしゃくし始めます。患者さんに対してもベストのタイミングで最良の治療介入ができなくなり、治療成績も悪くなるでしょう。

　私ももちろんこういう感情にとらわれることがあります。なんでこれやってくれてないの？　なんで自分がやらないといけないの？　このような不満が沸き起こりそうになった

とき、「待て待て、自分はこれまでどうだったか？」と考えるようにしています。この前の当直のときは、日勤の先生が早めにブラッドアクセスカテーテルを入れておいてくれたから、深夜にすぐ透析を始めることができて患者さんを救命できた。また別のときは、当直の先生が入院時に家族にしっかり説明してくれていたおかげで、日勤帯でどんどん検査や治療を進めることができた。あるいは、過信や疲労で見逃していたベストの治療を、あの先生が提案してくれたおかげで方針転換でき、救命できた。そんな場面、思い出したら限りなくあります。「おかげさま」とはいい言葉で、私たちの日々の診療も誰かのおかげで支えられています。それを忘れずにいれば、お互いを責める気持ちは生まれません。円滑な人間関係は、必ず患者さんのよい転帰につながるはずです。職場だけではなく、友だち関係や、家庭でも同じです。いつもどこかで、ひそかに誰かに助けられている、その感謝の気持ちを忘れないようにしたいですね。

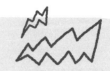

研修医って、
教えてもらえるものでは
ないんですか？

発熱が主訴の患者さんが来ました。「血液培養や尿培養はとるべきでしょうか？」と上級医に聞いたところ、「それを考えるのがキミの仕事だろ」と言われました。研修医はホウレンソウ（報告、連絡、相談）を守り、上級医の指示のもとで動くものだと思っていたので、びっくりして固まってしまいました。研修医って教えてもらえるものではないんでしょうか？（研修医1年目）

> —— 他人から簡単に教えられた内容は、簡単に忘れます。それがどんなに重要な内容なのかは、自分で苦しみ、自分で生み出さないと気づかないのです。
>
> 『ドン・キホーテ走る』鴻上尚史　論創社

　研修医時代の悩みについて話していたとき、ある先生が言いました。「自分が研修医のときは、すべて上級医に報告して、判断を仰いで、上級医の仕事がスムーズにいくように手配して、っていうのが自分の役割だと思っていたんですよね。でも、自分が上級医になったらそれって何か違うんじゃないかなって気がして」。

　その話を聞いて、自分の研修医時代のほろ苦い経験がよみがえりました。内科のある科をローテーションしていたとき、細かい内容は忘れまし

たが、上級医に何かを尋ねたのです。これまでも何度も相談している同性の上級医ということもあり、気安さもあったと思います。そのとき言われた言葉は今でも忘れられません。「なんでも聞かないで。ちゃんと自分で調べて考えてから聞いて」。研修医は聞けば教えてもらえるもの。そう思っていたところへガツンと一発、げんこつをもらったような衝撃でした。この上級医には実は自分は嫌われていたのだろうか？　長い間そう思っていました。

　さて、あなたはどう思いますか？　「血液培養や尿培養がいるかどうか、考えるのがキミの仕事」。そう言い放った上級医は指導者として怠慢だと思いますか？

　会社などで効率よく作業を進めるための方策として、PDCAサイクルという言葉が使われるのを耳にしたことがあるのではないかと思います。P：plan計画、D：do実行、C：check評価、A：act改善し次の行動へつなぐ。これは医学の世界でも、系統だった治療戦略を身につけるための講習会などで提唱される考え方と関連しています。最初のステップであるplan（計画）、これを立てるために必要なことはなんでしょう？　言うまでもなく、基本的な知識と、それをもとに考えること、このふたつです。基本的な知識、これは十分あるはず。国家試験を受けたばかりのあなたたちはbook smart、つまり教科書的知識は最大になっているはずの時期なのですから。それをもとに診断や治療プランをある程度考えることはできるはず。もちろん正しくなくていいのです。でも、自分の知識や調べたことを基本にして、まず考えること、これを練習しておかなければ一生考えない人になってしまいます。そして最初のplan（計画）がしっかりしていなければ、その後のD、C、Aが不安定なものになってしまうことも、予想はつくでしょ

う。では、具体的にはどうすればよいのでしょうか。

　私は研修医の先生たちに、相談に来る前に、まず自分なりのプランを立
ててくるように伝えています。「80歳女性、糖尿病の既往があり、2日前
からの発熱と倦怠感が主訴です。気道症状や消化器症状はありません。身
体所見も特記所見がないように思います」。ここで、「どうしましょう？」
と聞いてくる研修医の先生が多いのですが、もう一歩、進んでほしいので
す。「年齢、性別、他の感染源が疑わしくない点、あるいは頻度からは尿路
感染症は十分疑われるので、尿検査、採血は施行したいと思います。悪寒
戦慄もあるようなので、血液培養も採っておきたいと思うのですがどうで
しょうか？」。つまり、自分は持てる知識と得た情報をもとにこう評価した
のでこういう方針でやってみたい。そこまで考えて相談する練習をしてほ
しいのです。最初は大変だと思います。「は？　何言ってるの？　完全に
見当違いでしょう」と言われてがっくりくることもあると思います。「研
修医のくせに生意気な……」。もしかしたらそんな視線で見る人もいるか
もしれません。でも、めげないで。先生のプランをきちんと聞いてくれな
い上級医は（可能なら）避けてもいいでしょう。あなたが医師として成長
するための道を妨げる人は避けて通るのもひとつの策なのです。上級医が
「じゃあ、あれやって」、「これやって」と言えば早いですし上級医も楽なの
です。しかし、そこでちゃんと自分の話を聞いてディスカッションに応じ
てくれる上級医、これがあなたを伸ばしてくれる上級医です。そういう人
を探しましょう。そしてあなたのプランが間違っていたり、上級医の考え
たものと異なっていたりしても、考えた経過はあなたの中に残ります。与
えられた知識はすぐに忘れますが、自分で苦労して考えた経過は残り、確
実に次の計画を立てるときに役立ちます。

もちろんD、C、Aを的確に行うには経験の力が必要なので、そこはためらうことなく上級医の指導を受けましょう。さらに、患者さんに生命の危険が迫っている緊急事態ではplan（計画）に十分な時間をかけることもできないので、上級医と一緒に最初から行いましょう。ただ、時間の余裕のあるときに「考える」経験を積み重ねておけば、緊急事態でも的確な判断が間違いなくできるようになってきます。近い将来必ず来る、あなただけでPDCAを完結しなければならない場面で生きてきます。

　研修医は聞くもの。聞けば教えてもらえるもの。そう思っていたあなた。教えてくれない上級医には愛がないのでは、と思っていたあなた。私もそうでした。でも今ならわかります。本当に愛のある上級医は「教えてくれない」上級医かもしれない、と。

> **教えてもらうのを待つのではなく、**
> **まず自分で考える練習をしよう。**
> **教えてくれない上級医は、愛ある上級医かもしれない**

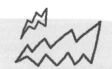

同期がみんな
自分より優秀に見えて
自信をなくしています。

同期に優秀な研修医がいます。知識も豊富で、何をやらせてもうまくでき、上の先生の評価も上々。そのうえカッコよく、看護師さんの熱い視線を独り占めしています。どんくさくて見た目もパッとしない自分と比べ、同じ研修医でもこうも違うのかと落ち込んでしまいます。(研修医2年目)

——— "There is nothing noble in being superior to your fellow man. True nobility is being superior to your former self."(他人より優れていることが立派なのではない。本当に気高いのは過去の自分よりも優れていることだ。)
ハリー・ハート、アーネスト・ヘミングウェイ／『キングスマン』
2014年 イギリス

　子どものときからイギリス映画が大好きで、小学生のときにはヒュー・グラントと一緒に自宅のお風呂を焚いている夢を見ていたくらいです（薪で焚いて加熱するお風呂でした）。イギリスと言えばジェームズ・ボンドが活躍するスパイ映画007シリーズが有名ですが、この人気をしのぐ名シリーズとなる予感を感じさせる映画が近年作られました。『キングスマン』を知っていますか？　ちょっとご紹介させてください。

　主人公のエグジーはイギリスの下町、すさんだ家庭環境で育った青年。

心優しく正義感も強いのですが、やり場のない怒りを常に抱え、それをけんかで発散する日々でした。そんな彼の前にイギリス紳士、ハリーが現れます。彼がエグジーを招き入れたのは、悪の脅威から世界を守る「エージェント（スパイ）」組織でした。エグジーを含め、才能を見込まれて集められた青年たちの訓練生活が始まります。エグジー以外のメンバーはみんな、家柄のよいエリートばかり。まさに、あなたの同期のように見た目もよく、何をやらせてもうまくできるライバルたちの前で、つい、エグジーはいじけてしまいます。

　そんな彼に、メンター的存在のハリーがかける言葉がこれです。"There is nothing noble in being superior to your fellow man. True nobility is being superior to your former self."、「他人より優れていることが立派なのではない。本当に気高いのは過去の自分よりも優れていることだ」。

　実はハリーのオリジナルではなく、作家アーネスト・ヘミングウェイの言葉。でも、エグジーにとってはそんなことは関係ありません。ぐっときた！　そんな表情をしたエグジーは変わります。どのようなエージェントに成長しどんな活躍をするのか、そこは作品をご覧ください。

　あなたも1年間の研修医生活を終え2年目に差し掛かるところ。1年目は自分のことに必死だったでしょうけれど、周りを見る余裕の出てきた2年目、そして将来の道を考えるこの頃に同期の活躍が気になり始めるのは自然なことかもしれません。でも、ちょっと落ち着いて、あなたのこれまでを振り返ってみてください。大学生のとき、病院実習で面倒を見てくれた研修医の先生に憧れたものではありませんでしたか？　今あなたはその研修医として働いています。大学生のときにはできなかったことを日々やっ

ています。研修医生活も振り返ってみましょう。4月、何もできず上級医の後ろをついて歩く日々だったのではありませんか？　私なんて、ER勤務初日、便秘のおじいさんが来て、上級医に「浣腸したらいいよ」と言われ、「浣腸ってどうやって（オーダー）するんでしょうか……」と恐る恐る聞いていたことを今でも思い出しますよ。末梢点滴1本とるのも大変だったでしょう。患者さんに何を問診すればいいのかすらわからなかった、そんな1年目の日々はもう遠い昔。あなたは確実に成長しているのです。もちろん、そこには日々の努力は不可欠。昨日知らなかったことを知らないままにせず、調べたり、本を読んだり、足を運んで見に行ったりすることを続けていかなければなりません。そうやって、昨日の自分よりちょっと進歩した自分になることに集中していれば、周りの雑音なんて気にならなくなるのではないでしょうか。

　研修医や専攻医は、成長の幅が一番大きい時代です。スポンジのようにすべてを吸収できるときです。そして、周りの人があなたの成長を評価してくれる時期です。しかし、この時代が終わると自分で成長する方法を見つけ、自己評価していかなければならなくなります。「10年先の自分をイメージしろ」と言ってくれた先輩もいましたが、10年先ってなかなか想像しづらいものです。私自身は、1年単位での小さな目標を毎年立てるようにしています。わかりやすいところで言えば、専門医の資格をとるとか、症例報告をひとつ書くとか、病院内で自分が与えられた役割を果たせるようにするとか、そういったことです。具体的な目標だと達成しやすいですが、もう少し漠然としたことでもいいと思います。1年たって目標がどの程度達成できたかを振り返ってみれば、自分の成長の度合もわかりやすくなるでしょう。

先を見るのも、周りを意識するのももちろん大事ですが、それにはまず自分の足元がしっかり見えていなければなりません。昨日の自分、1年前の自分を振り返り、自分の成長を意識すると、未来の自分に何が必要なのか、何が足りないのかもきっとわかってきて、次につながると思います。

　『キングスマン』のエグジーと仲間たちの訓練生活、なんとなく、同期と過ごした研修医時代を思い出させるのも、この映画に親しみを感じる理由かもしれません。気分転換に、次の休日にでも、観てみてはいかがですか？

> **昨日より一歩進んだ自分になること。**
> **自分の成長に気づき続けること**

メンターがいません。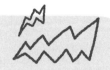

救急のテレビドラマを見て救急医に憧れ、専門研修で救急を選びました。
仕事は面白いのですが、この人についていきたい、というようなメンター、
あるいは、ロールモデルと言えるような先生が見つかりません。自分の将
来像が描けないのが悩みです。（研修医2年目）

> —— 人生においては、いい人との出会いが大きな運をもたらします。自分に
> どんな才能があっても、それを認めてくれる人、発見して伸ばしてくれ
> る人、それを世の中に広めてくれる人がいなければ埋もれてしまうので
> す。
>
> 『わたくしが旅から学んだこと』兼高かおる　小学館

「少しのことにも、先達はあらまほしきことなり」という徒然草の一文
に出会って、「先達」という言葉を覚えたのは中学生の国語の授業だった
でしょうか。なるほど、導いてくれる先輩というのは大事なんだな……と
思っていたら、今度は「千里の馬は常にあれども、伯楽は常にはあらず」
という漢文に遭遇し、才能があってもそれを認め伸ばしてくれる先輩を見
つけることが一番難しいのかぁと、先の人生を想像して嘆息していたのが
高校生の頃。今から1,000年前後前の知識人たちですら、よい先輩に出会う
ことの難しさを嘆いていたのですから、人生経験の浅い私たちが悩むのも
当然かもしれません。

　私たちの世代はまだ救急医を目指す人が非常に少ない時代でした。異状
死体の届け出をして、検視に来た警察官から「何科の先生ですか」と問わ

れ「救急です」、「いや、何科？　外科？　内科？」、「いや、だから救急です」、「そんな科あるの？」。……。そんなやり取りを何度繰り返したことか。救急で働く先輩の先生たちは、外科や脳外科、整形外科など、いわゆる外傷救急の流れを汲む専門の科から移動してきた先生がほとんどで、最初から救急医としてのキャリアを積んだ人は少なかったため、自分たちのような道を選んだ人間が、今後どうなっていくのか、全く想像できない時代でした。そんな時代を経て、今は救急医の存在も世間に認知されはじめ、熱血救急医を主人公としたドラマや、実録番組も放送されるようになりました。

　それでもやはり、現実の世界ではあなたのようにロールモデルが見つけられないと悩む人もいるわけです。同じようにこれ、といったロールモデル、メンターが見つけられなかった私からのアドバイスはひとつ。「見つけられなくてもいい。見つけるならひとりに絞らないほうがいい」。

　『魂萌え！』（桐野夏生、毎日新聞社）では、夫を急な病気で亡くした妻の喪失と再生が描かれています。専業主婦で、社会生活のほとんどを夫に頼っていた妻は夫の死に打ちのめされ、一時期日常生活もままならなくなります。もちろん強い女性を描くことでは右に出る人のいない桐野夏生さんの小説なので、主人公はそこから強くたくましく立ち直っていくわけですが、強い影響力のあるメンターを持った人が、そのメンターを失くしたときの状態とよく似ているとこの本を読んで感じました。失くす、というのは、亡くなる、というだけではなく、例えば尊敬していたメンターの別の顔を見てしまい信頼感を失くす、距離的に遠くに行ってしまいなかなか相談ができなくなる、などの状況も含みます。メンターも人間です。こちらの願う通りの姿をいつも見せてくれるわけではありません。しかし距離

が近いほど、信頼感が強いほどそれが崩れたときの衝撃は強く、立ち直るのに時間がかかり、人によっては立ち直れず別の方向を選ばざるを得ない人、心を病んでしまう人もいます。影響力の強いメンターを持ったことの弊害と言えるかもしれません。

　そこで私の提案その一は、複数のメンターあるいはロールモデルを持つこと。仕事面では尊敬できるＡ先生を見習おう。でも、Ａ先生の私生活はめちゃくちゃなので、プライベートはＢ先生の生活パターンをまねして生活のリズムを維持しよう。あなたが日常診療で、上の先生たちの得意分野を見極めて相談に行くのと同じです。ひとりの対象に絞らず分散して、いいとこどりをすればいいのです。どんどんメンターから奪ってください。それを嫌がったり惜しんだりする人はいないと思いますし、もしもそう感じるようなことがあれば別のメンターを探せばいいのです。メンターによってあなたが潰されるのではなく、あなた自身がさらに大きく成長できる肥やしにしていただきたいのです。

　それでも、頑張っても、そんな人が見つからない。そういう場合もあるかもしれません。そんなあなたへの提案その二は、「メンターを持たないと覚悟を決めること」です。私の周りにもこの生き方を選択している人もいて、そういう人はたいてい、自分で道を切り開き、独自の世界を確立しています。面白いことに、覚悟と気迫のあるそういう人の周りには、自然と人が集まってくるのですね。自分の先に行く人はいなくても、後についてきてくれる人がいる。これはこれで、とても素敵なことだと思いませんか？　メンターがいると逆に限界を作ってしまい、メンターを超えられない、とも言います。メンターを持たず、限界を持たない人は他人が到達できない世界に足を踏み入れていることにより、みんなが憧れる魅力が生ま

れるのかもしれないな、と感じます。

　兼高かおるさんは語学学習や旅を通じて出会った人たちとの縁によって
羽ばたき、世界を広げていったことをエッセイの中で語っています。それ
はとても幸運なことでした。しかし今や彼女を認め伸ばした人たちよりも
兼高かおるさん自身が有名になり、その死後もたくさんの人にポジティブ
な影響を与えているわけです。

　あなたも、今は目標となる対象が見つけられなくても、いつかあなたを
ロールモデルとして後に続きたいという後輩が現れるかもしれない。その
日を想像したら、メンターがいなくても、ちょっと未来が開けてくる気が
しませんか？

メンターやロールモデルはいなくてもいい。 あなたがいつかそれになればいい

興味のない科の
ローテーション中は
やる気が出ません。

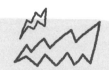

実家が眼科の開業医なので、将来は眼科医として家を継ぎたいと思っています。しかし現在の研修医制度では内科や外科、精神科など、全く興味のない科もローテートしなければなりません。早く専門領域の勉強をして、専門医資格を取って一人前になりたいのに遠回りのような気がしています。やる気も出ず困っています。(研修医2年目)

> —— 世の中には、「すぐわかるもの」と「すぐにはわからないもの」の二種類がある。すぐわかるものは、一度通り過ぎればそれでいい。けれど、すぐにわからないものは、フェリーニの「道」のように、何度か行ったり来たりするうちに、後になって少しずつじわじわとわかりだし、「別のもの」に変わっていく。そして、わかるたびに、自分が見ていたのは、全体の中のほんの断片に過ぎなかったことに気づく。
>
> 『日日是好日』森下典子　飛鳥新社

「あれ、あの先生今夜当直のはずなのに見かけないな……」。控室を見ると寝ている。他の研修医は全員働いているのに。そんな光景が思い出されます。私が研修医のとき、自分のいた病院では研修医は2年目1人、1年目2人のペアで救急当直をすることになっていました。1年目のときは仕事をこなすだけで必死でさぼることなど思いつきもしませんが、2年目になると良くも悪くも「要領」がわかってきます。さらに、自分の希望する進

路もだいたい決まってきます。そうすると、「自分の選ぶ専門領域で役に立たなそうなことはやらない」という態度の人が必ず出てくるわけです。救急なんて自分の将来と関係ないからできるだけエネルギーを節約しよう、そんな2年目の研修医の先生を何度か見てきました。

　でも、本当に「役に立たない」のでしょうか？

　その領域の専門家として成長し、後輩を指導する立場となった同期たちと久しぶりに会う機会があります。そんなとき、もちろん自分の専門知識を自信をもって述べる人もいるのですが、それと同じくらい話題になるのが「専門領域以外のことがわからなくて困る」というテーマなのです。自分の領域のことには自信があるけれど、そこから少し外れるとわからない。例えば、整形外科を専門としている先生が、病院の「外科当直」をしなければならない病院に赴任した場合、急性腹症や、頭部外傷の患者さんも診ることになる可能性があるわけです。この症状は外科の先生を呼ぶべきなのか、疼痛コントロールをして朝まで経過をみてよいのか。すぐに脳外科医を呼ぶべきなのか、CTフォローで経過をみる余裕があるのか。専門ではない領域の患者さんを前にして感じるのは無力感である、という言葉を耳にします。

　眼科の開業を継げばそんな可能性は全くない。あなたはそう考えているかもしれません。しかし、想像してみてください。眼科の医院に目の症状で来る患者さんが脳など眼以外の病気を発症しているということはもちろんありますよね。突然胸が痛くなった患者さんが、「医院」という看板を見て駆け込んでくるかもしれません。あなたが医者であることを知っている人たちとの会合で、突然卒倒する人に遭遇するかもしれません。「私、目の

医者なんで、それ以外のことは無理なんです」。そうは言えない場面が出て
こないとは限りません。

　そんなとき、研修医のローテーションや救急当直で培った知識が役に立
つならばそれは素晴らしいことです。現在の研修医制度の目的である、あ
る程度幅広い領域に対応できる医師を育てること、まさにその目的を達成
できていると言えるでしょう。

　しかし研修医のときに短期間学んだことなど、すぐに忘れてしまうので
はないか。そう感じる人も多いと思います。使わない知識や技術は当然消
えていき、代わりに必要な知識を蓄えていかねばならないのですから研修
医時代に学んだことを覚えていられないのも無理からぬことです。

　知識を覚えていなくてもいいのです。ただいろいろな科を回って得るべ
き大事なことは、「一般常識を身に着ける」ことと「自分のわかることと
わからないこと（できることとできないこと）を区別する」、このふたつ
ではないかと思います。「一般常識」というのは臨床上の常識のことで、
具体的に言えば「緊急度を判断できる」ことと「患者さんに明らかに害を
及ぼすことをしない」ことです。例えば胸痛を訴え冷や汗までかいている
患者さんをウォークインで紹介しない、救急要請するとか、高齢患者さん
の関節痛に漫然とNSAIDs（非ステロイド性消炎鎮痛薬）を処方しないと
か、そういったことです。このような必要最低限の常識は、真面目に2年
間各科や救急で患者さんに接しながら学べば身につくことです。そうする
中で「ここまでは自分の知識技術で対処できるけれど、ここからは専門家
に任せるべき」という線引きができるようになります。専門家が実際何を
やっているか目にしなければその線引きもわかりません。それを身をもっ

て学べるのは研修医のローテーション期間だけ。自分の専門領域に入って
しまったらそのような機会はなくなってしまいます。「自分の力の及ばない
こと」を知るというのも大事です。謙虚になるからです。謙虚さは学びの
糸口となり、患者さんを大切にする気持ちを生み、他の領域の専門家の見
解を素直に聞く姿勢につながります。慢心しがちな私たちにとって大切な
ことです。

　もうひとつ、これは付随的な効果ですが、「顔と名前の一致する関係を
つくる」というのもあなたの未来にとって役立つと思います。実際にその
場で一緒に働くことであなたという人間を認識してもらうと、その科を離
れた後でも相談に乗ってもらえる人脈ができます。もちろん、言うまでも
ありませんが「もう顔も見たくない」と言われるような態度で働いていた
ら逆効果ですよ。

　短期間であってもさまざまな領域に身を置くことのできる研修医の期間
は、実は今後二度とこない、かけがえのない時間なのです。どうかそれを
忘れずに、一日一日を大事に重ねてください。

**初期研修医のローテーションは臨床の常識を身に着け、
自分のやれること、専門家に任せることを学ぶ
かけがえのない時間**

学会発表って、必要ですか？

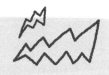

研修医生活にもやっと慣れてきましたが、忙しさに変わりはありません。そんな中、指導医の先生から次の学会で症例発表をするように言われました。日常診療だけでもやっとで別のことをする時間などありません。学会発表なんて、意味があるんでしょうか？（研修医２年目）

> ── 気づくこと、一生涯、自分の成長に気づき続けること。「学び」とはそうやって、自分を育てることなのだ。
>
> 『日日是好日』森下典子　飛鳥新社

　大学にいた頃、学生さんのグループ学習の指導に行くと、みんなiPadで調べ物をしノートをとっていたのに驚きました。最近はiPadを学生さんに支給する大学もあるようです。研修医の先生たちもレクチャーではノートではなくパソコンをパチパチ。プレゼンテーションも、パソコンを駆使してとてもきれいなものを作ってくる人が多いです。電子媒体を駆使したコミュニケーション能力に長けた人が増えているなあという印象です。

　それでも学会発表となると、院内でちょっと発表するのとは気合いの入れ方が変わってきますね。そこまでするのは面倒くさい、そんな時間などないと考えるのも無理はないかもしれません。

　しかしちょっと考えてみてください。発表しようと言ったからにはその

指導医にも責任が生じます。面倒を見ようと思わせる相手、ちょっとはやる気がありそうだと思わせるような相手＝研修医でなければ、こんな誘いをかけたりはしません。というわけで、まずは、自分は見込まれたのだと喜んでください。少しはやる気が出ましたか？

　次に学会発表を行うことの効能について考えてみましょう。日々の診療の中ではひとりの患者さんを一度にひとりだけ診ているなどということは、外来診療でも、入院診療でもあり得ないですね。複数の患者さんを同時に診てこそ臨床医です。しかし、当然のことながらひとつの疾患や症例について深く掘り下げる機会は減ってしまいます。ひとつの疾患、症例としっかり向き合う、その機会を与えてくれるのが学会発表です。人に伝えるということは、伝えた相手に何か新しい情報、聞いて有用だったという情報を与えるということです。つまり伝える側のあなた自身が誰よりもその疾患について知っていなければならない。その患者さんの経過を一番理解している人でなくてはならない。この目標を達成するためには相当の準備が必要であることは想像がつきますね。逆に言いますと、こんな機会でもなければ、何かひとつを深く調べるという努力はなかなかできないものです。私の学会で初めての症例発表を指導してくださった先生の言葉は今でも後輩たちに伝えています。「その会場の中で、発表する疾患については自分より知識のある人はいない、エキスパートである、そう思えるまで準備して発表しなさい」と。

　発表時にはたいてい患者さんの転帰は決まっているので、患者さん自身にあなたが学んだことを還元するのは難しいかもしれませんが、類似の疾患の患者さんに将来あなたが出会ったとき、今回得た知識は必ず役立ちます。また、異なる困難な疾患に出会ったときも、今回調べた方法に従って

調べれば、何らかの手がかりにたどり着くことができる、そのやり方も身につくわけです。

　一症例の症例発表に慣れてきたら、今度は複数の症例をまとめて報告する、臨床研究をまとめるなど、少しずつ発表の種類を広げていきましょう。

　学会に行くといろいろな人に出会います。発表は領域別に分かれていますので、あなたと同じ発表グループには、同じような疾患や病態に興味を持つ人々が発表者、聴衆、座長として集まっています。ぜひその人たちと対話をし、交流を深めましょう。思いもかけないようなコメントをもらったりして、新しい人間関係ができたりします。進路や勤務先に悩んでいる人は何らかの道筋が見えるきっかけになるかもしれません。学会は出会いの場でもあるのです。

　日常診療がやっとのことで、土日も病院、休む暇もない。そのような人には学会発表が気分転換になることもあるようです。学会が普段生活するところと違う地域で開かれる場合は、ちょっとした小旅行。指導医の先生と一緒というのは気づまりかもしれませんが、ここぞとばかりおいしいものを食べさせてもらってください。普段は怖い指導医のリラックスした姿を目にして、距離が縮まるかも。なじんだ場所とは違う空気を吸い、料理やお酒に舌鼓をうち、ひとときゆっくりしてください。リフレッシュして戻ってくれば、日常診療にも弾みがつくでしょう。

　どうでしょう？　学会発表、してみたい気分になってきましたか？

　無事発表を終えて、清々しい気分で病院に戻ってきたあなた。しかしそ

こで終わりじゃありません。「あのとき、こういう発表したんだよね……」。
口で言うだけでは、学会場で聞いてくれた以外の人には伝わらないのです。
ぜひ形に残しましょう。症例報告を書きたいと言えば指導医の先生は喜ん
で手を貸してくださるはずです。学会発表直後はその疾患についての知識
も最大で、学会場でもらった質疑応答や、類似領域の発表を参考にして、
一番よいものを書くことができるタイミングです。この貴重な機会を逃さ
ずにパパッと症例報告を書き上げて投稿しましょう。

　学会発表はあなた自身の最大の学びの場、出会いの場、成長へのきっか
けの場です。この機会を逃す手はありませんよ。

学会発表は学びの場。
与えられたチャンスは逃さずに

講習会が苦手です。

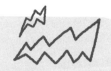

将来専門医の資格を取るために必要な講習会に参加するよう指導医に言われました。行かなければならないのはわかりますが、集まって勉強したり、大勢の人の前で症例対応の練習をしたりするのがどうも苦手です。前向きな気持ちで講習会に参加できるようにアドバイスをもらえませんか。(専攻医1年目)

> —— 副会長は、「やらされるんじゃなくて、やらせてもらえると思って、最高のものにします」と言ってた。
> 『ありがとう、さようなら』瀬尾まいこ　メディアファクトリー

　座学だけでなく、シミュレーションやディスカッションも取り入れた講習会が、日本の臨床医学の世界でぼちぼちと開かれるようになってきたのが、2000年代はじめ、ちょうど私が研修医になった頃だったと思います。最近はありとあらゆる領域で、さまざまな医療者を対象として、絶え間なく講習会が開かれていますね。私も昔はもの珍しさと多少のやる気から、救急や内科関連のいろいろな講習会に参加し、時にはインストラクターもさせてもらっていました。しかし年々おっくうになり、そもそも外に出ていくのは自分に向いていないと感じるようになりました。ですので、あなたの気の進まない気持ち、よくわかります。でも、振り返ってみると私の経験ももちろん無駄なものではありませんでした。あなたに、参加するならちょっとでも楽しく参加してほしい。その気持ちからいくつか提案してみたいと思います。

まずは、現実的なお話から。あなたにとって、タイムリーで、今必要な内容の講習会を選びましょう。資格を取るのに必要、というのもその理由になるかもしれません。一番いいのは日常診療と直結していて、次の日から使えるような内容のものですね。この講習会に参加したと言えばカッコいいから、とか、いつか役に立つかもしれないから、という理由だけで参加するのは私はおすすめしません。使わない知識はすぐ忘れます。お金もかかります。臨床現場で実践していくからこそ講習会の内容が身につき、元が取れるのです。さらに、言うまでもなく医療は日々進歩していますので、昔講習会で学んだことが何年も変わらないとは限りません。必要なそのとき、一番新しい知見を学ぶことが大事です。

　次にあなたにとってどんなメリットがあるのかを考えてみましょう。よく耳にするのは、そういう勉強会や講習会に行かなくても、自分で勉強するし、現場で学べば十分、という意見です。確かにその一面はあるでしょう。しかし講習会はひと口で言えば手っ取り早いんです。その領域のエッセンス、ポイントを抽出してくれ、それを短時間で集中して学べる。そして、「自己流」に陥るリスクから救ってくれる可能性があります。喩えとして適切かどうかわかりませんが、講習会はちょっと特別な「外食」のような体験ではないかと思うのです。毎日の家での料理では気づかなかった、おいしい料理を作る近道を学ぶ機会ではないかと。私がよく訪れる日本酒の飲み屋さんでは、女将さんがおいしいおつまみを出してくれます。ある初春の日。「ホタルイカって店で食べるとなんでこんなにおいしいんでしょう？　やっぱり新鮮さですか？　スーパーで買って家で食べてもなんだか歯触りが違っておいしくないんですよね」。何気なく質問した私に女将さんはちゃんと答えてくれました。「先生、目と口と軟骨、取ったら違いますよ」。早速家に帰ってやってみますと確かに全く食感が違います。私が無知

だっただけではありますが、自己流で料理しているせいでおいしいはずの
ものをおいしく味わえていなかったのです。自分が日頃これでよいと思っ
てやっている診療も、実はもっとうまく患者さんに還元できるやり方があ
るかもしれません。しかも講習会のシミュレーションでは患者さんに害を
及ぼす心配がありません。自分の診療を振り返り自己流を修正する場とし
て、講習会や勉強会は役立つのではないでしょうか。

　それでも気が進まない……。そんなあなたへ、最後のアドバイスは「参
加させられるんじゃなくて、参加させてもらえると思って参加しよう」で
す。瀬尾まいこさんは中学校の国語の教師の傍ら、小説を書いていまし
た。『ありがとう、さようなら』はそんな教師生活の一コマや感じたことを
つづったエッセイです。新年度が始まり瀬尾先生は最も避けたいと思って
いた生徒会担当の教員に指名されてしまいます。内心ふてくされる瀬尾先
生。しかし新入生歓迎の歌の練習を受け持つ副会長の生徒が口にしたひと
ことに気持ちはガラッと変わります。「やらされるんじゃなくて、やらせて
もらえると思って、最高のものにします」。

　講習会に行くことを最後に決めるのはあなたです。そして、講習会の
間、あなたの仕事をカバーしてくれる同僚や後輩、先輩がいてくれるから
こそ、参加できるわけです。人から強制されて行く、という気持ちで参加
するのと、行かせてもらえるという感謝の気持ちをもって参加するのとで
は、吸収できるものも違ってくるのではないでしょうか。そして、参加さ
せてもらったことに対する周りへの感謝の気持ちは、患者さんへの診療に
活かすことで伝えればいいと思います。

　生徒の言葉で生徒会にはやる気を出した瀬尾先生。別のエッセイで、今

度は、先生同士の講習会に参加しました。「楽しいですね」と口で言いつつ「実は熱いノリに付いていけない」という本音を口に出せません。でも、最終日、他の先生が「これだけ先生が集まると疲れるね」と漏らすのを聞いて、なんだかちょっとほっとする、というのが話のオチ。なので、もう、難しく考えなくていいのだと思います。ただ、行かせてもらえる、と思って、行ってらっしゃい。

参加させられるんじゃなくて、 参加させてもらえると思って参加しよう

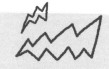

忙しくて
論文を読んだり
調べたりする時間がありません。

日々の仕事に追われています。上級医からは「自分で調べて考えて」と言われますが、その時間もありません。上の先生の言うことを聞いて見よう見まねでやっていればなんとかなる気もします。調べたり、論文を読んだりすることって大事なんでしょうか？（研修医１年目）

> ── では、「これまでに考えられ語られてきた最高のもの」を学ぶことはなぜ重要なのか？－それを学ばなければ、それを超えられないからだ。
> 『刑務所図書館の人びと　ハーバードを出て司書になった男の日記』
> アヴィ・スタインバーグ　柏書房

　研修医の先生になぜこう考えたのかを質問すると、こんな答えが返ってくることがあります。「上の先生がそうしていましたから」、「あの先生がそうしろと言っていたので」。

　臨床医学の世界は一面、職人の世界、徒弟制度のような面があります。といいますか、少し前まではその面しかなかったかもしれません。先輩医師の行動や考え方を見て学ぶ、それが最良かつ最短の成長法であると考えられていた時代もありました。

しかし、あなたが患者さんの立場で担当医にこの質問をしたとしたらどうでしょう。なぜこの治療法が必要なんですか、そう尋ねた答えが「上の先生が言ってましたので」。これで納得できるでしょうか？　よほどの「カリスマ医師」が指導医でもない限り、患者さんがあなたを信頼し納得して治療に臨んでくれることにはならないでしょう。あなた自身が確信をもって患者さんを説得できる根拠をもっておかねばなりません。

　ずっと同じ指導医についていくケースはまれですし、必ずしも望ましいことではありません。職場も変わる可能性があります。上の先生の見よう見まねではどうしても限界が出てきます。

　私たち人類が成長していく方策のひとつに「歴史から学ぶ」というものがあります。医学も同じです。疾患について調べたり学んだりすることはまさに医学の歴史を学ぶことにほかなりません。私たちの医者としての成長にとって欠かせないことなのです。例えばレビューや研究論文の背景や導入部分を読んでみましょう。ここにはまさに、そのテーマに関する歴史が語られているはずです。

　歴史を学ぶと、どんなよいことがあるか？　まず、これまでに判明していることと、まだハッキリしていないことの区別がつくようになります。患者さんに根拠をもって説明できるのはここまで、ここからは不確かな部分があるので、患者さんごとに考える必要がある。そういう判断ができるきっかけになるでしょう。

　もうひとつのよいこと。これがとても大事ですが、正しいとされてきたことが未来も正しいことかどうかはわからない、ということに気づけるの

です。具体的に言いますと、例えば、βブロッカー。これは、私たちが医学生の頃、国家試験で心不全の患者さんの治療薬として選んでしまうと一発アウトの禁忌肢でした。今は慢性心不全の患者さんのキードラッグのひとつなのはご存知の通りです。成人の心肺蘇生法でも、かつてあれほど重要視されていた人工呼吸は胸骨圧迫の重要性が勝ってくるにつれすっかり影が薄くなりました。たった20年でも変化があるということは、これからもどんどん変わっていく可能性があるのです。今、正しいとされていることの裏にある、こういった歴史を知ると、新しいセンセーショナルな研究結果に盲目的に飛びつくことのない、冷静な視点の必要性を理解できるのではないでしょうか。

　そうやって調べても、繰り返し同じことばかりやっているわけではないので、いつか忘れてしまいます。自分なりのノートのようなものを作っておくと後で役立つかもしれません。診療には当然役立ちますし、将来専門医などの試験を受ける際にも活用できます。ブログを作って備忘録にしている人もいますね。EndNote®などの論文を整理するツールに早くから慣れておくのもいいでしょう。さらに、調べたことを自分の中に定着させる有効な方法は、アウトプットすること。まずは患者さんへの説明の根拠にしたり、実際の診療方針に活用することです。もちろん、研修医の間は、その説明や方針が適切かどうかを他の先生たちに確認しましょう。よく、「エビ男」と陰で冷笑されてしまう先生がいますが、これはまさに調べものばかりして行動が伴わない人のこと。こうなってはいけませんね。

　別のアウトプットのやり方としては、学会発表や、症例報告で自分の学んだことを発信する方法があります。知識を定着させるのに最も良い方法は人に教えることだと言われていますが、学会発表や症例報告もまさに人

に教える、伝えることにほかなりません。さらに調べていく中でこれまで解明されていない世界があるのを知れば、未知の領域を調べる研究プランがあなたの中に生まれるきっかけになるかもしれません。

　そう考えると「調べないで人の言うなりに診療している」ことがなんだかもったいないことのように思えてきませんか？　わかったけど、具体的な調べ方がわからないという人にも、今は強い味方になってくれる名著がたくさんあります。例えば、『日常診療で臨床疑問に出会ったとき何をすべきかがわかる本』（片岡裕貴、中外医学社）などです。調べ方を教えてくれる勉強会もありますし、もしかしたらあなたの病院でも開催されているかもしれません。こういうときこそ「調べた？」と言う上級医に「調べ方を教えてください」と聞くのも、相手によってはありでしょう。

　目の前の患者さんに、あなた自身の言葉できちんと説明できるように、調べて学ぶチャンスは毎日至る所に転がっていますよ。

> **調べることは、医学の歴史を学ぶこと。**
> **あなた自身の成長のチャンス**

信じる者は、救われない？

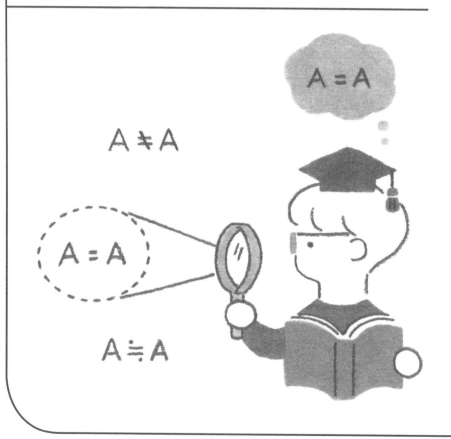

EBM, evidence-based medicine の重要性が言われるようになって久しいです。しかし、エビデンスの落とし穴を知っておくのも、エビデンスを求めるのと同じくらい大切です。人はそもそも信じたいものを信じる生き物。この性質がエビデンスを受け止める際にも影響してくると言われています。つまり、「自分が正しいのではないかと思っていることを裏付けてくれるようなエビデンス」を見つけると、飛びついてしまう傾向があるのです。この「仮説や信念を検証する際、それを支持する情報ばかりを集め、反証する情報を集めようとしない傾向」を「確証バイアス」と言います。加えて、いわゆる「頭がいい」人、つまり分析力がある人、数学的能力の高い人ほどこの「確証バイアス」にかかりやすいそうです（『ポピュリストの人心掌握術』ターリ・シャーロット、大野和基、Voice 2020年1月号、PHP研究所）。

あなたの周りにも、すごくよく勉強していて、論文もいっぱい読んでいて、エビデンスが大事と声高に言う仲間や先輩がいるかもしれません。でも、もしかしたらその人も「確証バイアス」に陥っているかも。大事なのは人の意見だけで判断しないこと、あなた自身の目でそのエビデンスを読むことです。そしてあなたも確証バイアスに引きずられていないか自らを振り返ること。声の大きい人の意見に引きずられてあなた自身が思ってもいない方向に流されてしまうと、あなたの患者さんによくない結果が出たときの後悔は計り知れないでしょう。

あの人はあんなことを言ったり、したりするけれど、本当はいい人のはず……。よい面を見ようとして暴力を働くパートナーから逃れられないドメスティックバイオレンス被害者の心理と一緒かもしれません。確証バイアスの甘い罠にご注意を。

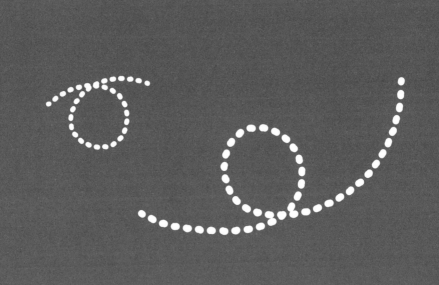

会いに行く。
それだけでいい

ローテーションで
ころころ科が変わり、
ひとりの患者さんと関わる時間が
少ないのが不満です。

研修医の間いろいろな科で診療を経験することは大事なことだとはわかっています。でも、ひとつの科に所属する期間が短いので、担当医といってもあっという間に交替になってしまうのが残念です。もっと、ひとりの患者さんとじっくり向き合いたいのですが。(研修医1年目)

> —— 人間にとって最大の娯楽は、他の人間に会うことである。
> 『ユーコン川を筏で下る』野田知佑　小学館

　医師臨床研修制度が大きく変わり、選択科ではなくあらゆる科を経験する仕組みになって20年近くが経過します。さまざまな科で診療を経験することで、偏りのない知識や技術が身につき、また、2年後に専門科を選ぶうえでもよい猶予期間になるというメリットは想像できます。しかし反面、知識も経験も中途半端な印象が拭えず、患者さんとの付き合いも短期間で終わってしまう、というジレンマを抱えるあなたのような研修医の悩みも、少なからず耳にします。

　私が研修医だった時代は、今の研修制度が始まる前でした。内科の研修を選択していましたが、内科はたくさん分かれているので、ひとつの科に

所属するのは2〜3か月でした。今よりは長いのですが、それでもどうしても担当途中で科を移動することになる患者さんが出現してしまいます。あなたのお悩みを聞いて思い出した、忘れられないエピソードをちょっと聞いてください。

　研修1年目で消化器内科をローテートしていたときのことです。上品な銀髪の女性が入院され担当医となりました。指導医の友人のお母さんというVIPです。病名は胆管癌で、閉塞性黄疸に対してENBDチューブを入れる処置が行われました。当時、病名はご本人に告知されていなかったと記憶しています。指導医がお休みのある日曜日、患者さんから質問を受けました。「入院してから髪の毛をきちんとできていないの。院内の美容室に行ってきていいかしら？」。熱もなく病状は安定しています。身綺麗にしていたいという思いも同じ女性としてよく理解できます。「どうぞ行ってきてください」、そう答えた翌日、患者さんの容態は急変していました。ENBDチューブがズレて、閉塞性胆管炎を起こしてしまったのです。そしてちょうどその日、私は次のローテート科に移動していました。チューブを入れ替え、落ち着かれたらしい、そう耳にしつつ、次の科での診療に慣れるのに精一杯な日々で、消化器内科の病棟からは遠ざかっていました。いえ、それは言い訳で、こういうことが起こり得ると想像せず、指導医に確認もとらず、自分が勝手に美容室への移動を許可したせいで、安定していた病状が悪化してしまったという罪悪感に向き合えなかっただけなのです。謝らなければ……、そう思いながらやっと病室に足が向いたときには1か月程度たっていたと思います。部屋には見事な銀髪も見る影もなく痩せ衰えた患者さんがいました。「私のせいで。申し訳ありませんでした」。頭を垂れる私に患者さんは言いました。「何を言っているの。会いにきてくれるだけでよかったのに」。

それから20年が経過した先日、ある漫画に出会いました。結婚4年目で急性白血病と診断された女性が、治療に向き合う日々を自ら記録した、『ある日、ガン患者になりました』（青田チヨ子、幻冬舎×テレビ東京×note）です。化学療法に耐え、骨髄移植を受けた直後、脳出血を起こし著者は亡くなってしまいますが、病と向き合った彼女の思いを多くの人に伝えたいという遺族の思いで、ほとんど手書き原稿のままインターネット雑誌に公開されました。いつか絶対よくなる、という希望、入院生活の中でのちょっとした喜び、家族や他の患者さんや医療者に対する感謝の気持ちが素朴な絵と言葉でつづられています。移植準備で無菌室に入り、面会を制限されていた著者が記した最後のコマは、こんな言葉で終わっていました。「（青田さん元気〜？と）お世話になった研修医の先生たちが会いに来てくれたのが本当にうれしかったです」。

　短い期間であっても、あなたが思っている以上に、患者さんは研修医のあなたのことを覚えていてくれるのです。そして、診察や処方といった医学的なことを求めているのではなく（もちろん、それもあるかもしれませんが）、ただ会いにきてくれるだけでうれしい、そう言ってくれるのです。会えるだけでうれしいなんて、親か、付き合って3か月以内の恋人くらいしか言ってくれません。なんてありがたいことでしょう。そして、会いに行くこと、なら、あなたも今すぐにできることです。

　担当医でなければ指示は出せないし、科を変わった後に会いに行っても無責任になるだけではないかと私も思いはしました。でも、会いに来てくれるだけでいいと言ってくれる患者さんがいるのだから、気にせず会いに行けばいいのだと今では思います。そしてこういう患者さんが研修医のあなたを成長させてくれるのではないでしょうか。よい患者さんとの出会い

が、将来の専門科の選択につながることもあります。実際、患者さんとの深く長い付き合いを求めるあなたには内科など患者さんとじっくり向き合う科が向いているのかもしれませんね。

　かつての私のように悩む必要はありません。難しく考えず、お世話になった患者さんに会いに行きましょう。患者さんの喜びは治癒を後押しする前向きな気持ちへつながり、あなたの喜びは医師としてのあなたの未来につながるはずです。

> ## 会いに行く。
> ## それだけでいい

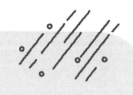

後輩が
言うことを聞きません。

専攻医になりこれまでとは違う病院に派遣されました。張り切って研修医
の先生たちを指導しています。1年目の先生は素直に聞いてくれるのです
が、2年目の先生が難しい。小うるさいやつが来た、という感じで、なか
なか言う通りにしてくれません。どうしたらいいんでしょうか？（専攻医
1年目）

—— 私がきみたちに委ねるのも、きみたちが私に委ねるのも、協働というこ
とであって、それは徒弟とか親方とか、そういう上下関係とはべつのも
のだ。信頼だよ。そうでなければ、いっしょに働くことなんてできない
だろう。

『火山のふもとで』松家仁之　新潮社

　大学を卒業して研修医になるときを第一の関門としたら、研修医を終
えて専攻医になるときは第二の関門。研修医のときはなんだかんだいって
も、守られていて、後をついていけばなんとかなりますが、専攻医となる
とそうはいきません。専門的知識をつけるための仕事量や責任が段違いに
増える中で、研修医の指導もしなければならない、つまり教えられる立場
から教える立場に、守られる立場から守る立場へと変わるわけです。これ
は本当に大きな変化で、自然に対応できる人もいれば、肩に力が入りすぎ
てちょっとしたことをややこしくしてしまう人もいます。あなたはもしか
したら後者なのかもしれません。

実は私も教えるのが苦手です。自分でやったほうが速い、そう思って自分でついやってしまい、後輩の学ぶ機会を奪ってしまいがちです。よい指導者には程遠く、その分、あなたの悩みは自分のことのようによくわかります。

　先日高校の同窓会に出席しました。同窓会といっても、年末に都合のつくメンバー10人前後の集まりですが、卒業から四半世紀以上たって、地元を離れた人のほうが多い小さな町にこれだけ集まるというのもすごいことかもしれません。大人になってからの同窓会で興味深いことのひとつは、恩師の本音を聞けること。その日、当時担任だった恩師が語った言葉は印象的でした。「この前、飲み屋で飲んでたら、教師やったってことがバレて、他のお客さんに絡まれたんよ。"教育とは何か？"って。せっかく気持ちよく飲んどるのに、めんどくさいなーと思ったけど、身元バレとるし、いいかげんなこと言うわけにもいかんやろ。なんて答えたと思う？」。「うーん……。自分が成長すること、ですか？」、私は本気でそう思っていました。人に教えることは自分が学ぶこと、つまり自分の成長につながることであると。しかし、現役の教師である私の同級生の答えは全く違っていました。「寄り添うこと」。

　「うん、そうやね。おれも"可能性を信じて、支えること"って答えたんよね。そしたら"そうか"って言って、もう絡んでこなくなったワ」。

　そのとき私は自分がどうして指導者としてうまくいかないかを理解しました。中心に「自分」があるのか「相手」があるのか。大きな違いがあったのです。

『火山のふもとで』では、日本を代表する著名な建築家「先生」のもとに弟子入りした駆け出しの建築家である「ぼく」の成長と、彼らを取り巻く人々の心の動きが、浅間山の麓、軽井沢の夏の自然を背景に、みずみずしい筆致で描かれています。「先生」が初めて「ぼく」に任せた家具の製作が遅れていることを注意しつつ、「ぼく」に対する信頼感とプロとして仕事を遂行することの重さを伝える思いの詰まったひとこと、ここには、「先生」が自分を中心にした視線はありません。年齢や立場の上下は関係なく、相手を目標を同じくする仲間、チームの一員として信頼して語っています。目標というのはクライアントの満足であり、プロとして誇りを持てる作品の完成である。きみはそれをやり遂げる能力があるはずである。だからこそきみに任せたのだ。その厳しさと信頼感がこの短い言葉に込められているからこそ、「ぼく」の心に響くのです。

　あなたの言うことを後輩が聞いてくれない背景には何があるのでしょう？あなたも一生懸命やっているのに伝わらないのは、もしかして、目標や共有する価値観がズレているからかもしれません。私と同じにしてはいけませんが、どこか「自分の成長のためにやっている」というような、自己満足、独りよがりのところはないでしょうか。自分のまだ浅い経験や知識を必要以上にひけらかしたり、自己流を押しつけたりしていないでしょうか？自己流と自覚していなくても、特に若いうちは、しばしば、自己流となっているものです。

　もちろん、教えることは学ぶことなので、結果として自分の成長につながればそれは素晴らしいことです。でも、目標はあくまで患者さんが元気に、楽しく暮らせるようになること。その目標を果たすための同じチームのひとりとして研修医の先生が力を尽くせるよう、信頼して、支えること、そ

れが私たち指導者のとるべき姿勢なのだろうと思います。信頼するために
はまず相手を知らなければなりません。1年目の研修医の先生なら、まっ
さらで、教えやすいのですが、2年目となると1年目に受けた指導や自分
なりに学んだことがベースにあります。その深さや広さは人によっても違
います。それを探りつつ、大事なことは広げ、そうでないことは方向修正
を手助けし、よい方向へ成長できるように支えていく。そして、ブレない
目標を伝えていく。それが専攻医であるあなたに求められていることなの
ではないかと思うのです。簡単なことではありません。でもそれが実行で
きたとき、あなたも私も「あ、自分もちょっと成長したかも」と気づくこ
とができるのかもしれませんね。

> ## 教育とは、
> ## 可能性を信じて支えること、寄り添うこと

違うことを
やってみたくなったのですが、
方向転換すべきか悩んでいます。

外傷が好きで、専門研修で整形外科を選びました。手術もたくさんさせて
もらえるし、充実はしています。しかし、やはり全身をみたい、という気
持ちが強くなり、専攻医を終えた後、外科や救急科に行ってもう一度勉強
し直すことも考えています。しかし整形外科の先輩からは「そんな遠回り
をすると、専門医になるまでの時間がかかるばかりで損だよ」と言われ、
悩んでいます。(専攻医３年目)

　　── あなた、一度でも自分にふさわしい場所を考えたことある？　自分がう
　　まくやっていけるフィールドを見つけてそこで生きていくのは、まった
　　くもって怠慢なことじゃないのよ。むしろ真摯なこと。
　　　　　　　　　　　　　　　　　　『３時のアッコちゃん』柚木麻子　双葉社

　研修制度が猫の目のようにころころと変わり、そのたびに振り回される
若い先生たちは本当に大変だと思います。私が研修医だった時代は、１年
目から専門領域を選び修練していくパターンがほとんどだったので、多く
の人は迷うことなく選んだ道をまい進していた気がします。今は違います
ね。初期研修のときにたくさんの科を回りますし、場合によっては専攻医
の時にも所属科以外の領域で短期間勉強することが可能なので、いろいろ
な世界を見た結果、迷いが生じるのは無理もない、というよりごく自然な

ことだと感じます。

　今回のような相談を後輩の先生から受けたとき、少し前まで私の答えは
こうでした。「道を決めるのは早いほうがいい。迷ってばかりいるとひとつ
のことをきわめられなくなるし、いろいろな場所を渡り歩いていると信用
されなくなるよ」。私たちはそう言われて育ちましたし、言われた言葉をそ
のまま引き継いでいた、そんな感じでした。

　しかし今同じ質問をされたら、こう答えるでしょう。「ブレていい。い
ろいろやってみたらいい」と。

　神の手、という言葉が日本人は好きです。ゴッドハンドの○○先生、と
いうような特集はテレビや雑誌で頻繁に目にします。「職人」が尊ばれ、
「専門家」という肩書が何よりも重要視される世界だからでしょう。しかし
今、人工知能の進歩により、その価値観が少しずつ変わってきています。
かつて専門家でなければできなかった診断や手技、手術が、人工知能で代
用できる、あるいはもっと正確にできるようになってきているのです。こ
れが医療の世界でも起こっている変化であることは、あなたも日々の診療
の中で実感していると思います。何かひとつのことをある程度正確に、一
定の水準でやるなら、人よりも人工知能のほうが優れている可能性がある
のです。言い換えれば、ひとつのこと、決まったことしかできない人は人
工知能に取って代わられるかもしれないということ。ひとつのことしかで
きない、という事実はあなたの首を絞める可能性があります。そうならな
いためには、多様な領域の知識を持ち、さまざまな領域で活躍できること
が必要です。器用貧乏、という言葉がありますが、むしろこれからは器用
裕福、で、医学の世界でも領域を問わずいろいろなことができる人が現場
では重宝される時代が確実にきていると思います。

ブレることで、人との出会いもきっと増えるでしょう。違う領域の人との出会いは必ずあなたに新しい物の見方を教えてくれます。人脈もできます。それらはいつかあなたの考えの道しるべとなり、悩んだときに支えになってくれます。私も救急以外の領域で勉強した際に知り合った先生たちの話を聞いて、刺激を受けることもたくさんありますし、自分だけでは判断に迷うときに相談することもあります。

　別の領域に軸足を移すことで、今いる世界を客観的に見られるようになる可能性もあります。手術や外来診療に追われて、あなたは今、自分がどのような仕事をしているのかを見つめる余裕もないでしょう。全く違う領域に身を置き、異なる視点から見ることで、自分がやってきたことの意味や価値をもう一度確認することもできるかもしれません。あるいはそれによって、やはり、もとの場所が自分に合っている、と感じるかもしれません。それでもいいのではないでしょうか。

　そんなわけで、ブレること、賛成なのですが、ブレる前にあなたに覚悟しておいてもらいたいことがあります。あなた自身はちょっとかじっただけのつもりでも、人はあなたを「その領域を学んできた人」として扱います。あの先生、前は形成外科医だったんだよね？　じゃあ、縫合は私たちより上手にできるだろう。いろいろ教えてもらえるだろう。自分たちの知らないことを知っているはずの専門家として扱われ、期待されます。もしその期待に応えられれば、あなたの居心地は大変よくなるでしょう。期待に応えられなかったときは、認めてもらえるようになるまでに、これまで以上の努力が必要かもしれません。その覚悟を持っておいてほしいのです。

　さて。ブレていい、と言いましたが、一生ブレていて大丈夫なんだろうか？　という心配がありますよね。私自身は、大学時代の恩師の言葉から、

「ひとまず40歳まではブレていい」ことにしていました。「40歳過ぎたら、誰も教えてくれなくなる。40歳までにたくさん学びなさい」。これが恩師の言葉です。実際、40歳を過ぎて新しい領域に挑戦しようとしても、同じ領域で修練を積みたい年若い人たちが現場にたくさんいるわけです。症例も、手技も、若い先生のほうが優先されがちなことは、これまで優先されてきた立場のあなたには想像がつくでしょう。さらに、体力的にも生物学的限界が出てくる時期です。早い人であれば老眼が気になります。今から新たにカテーテル治療医になりたいとか、新生児科医を目指したいなどと願っても、手元が見えないのでは話になりません。子どもや親など、自分以外の人々のために時間を使うことが出てくる時期でもあります。不惑、とは迷わなくなることを意味しますが、決して人間ができて迷わなくなるわけではなく、「自分のやれること」、「やりたいけどできないこと」がわかってきて、「諦めがつく」という年齢が40歳なのだな、とまさにその年齢を迎えた今感じています。もちろん、40歳というのはあくまで目安で、環境や体力によって人それぞれ違いがあるでしょう。ただどこかで区切りをつける心づもりも必要かもしれません。

　化学療法に喩えれば、30代までは寛解導入療法期。よりよい効果を得るためにさまざまな方策を試してみましょう。そして40歳を超えたら地固め期。今までの経験を維持して、選択肢の多い未来につなげる。こんなキャリアプラン、いかがでしょうか？

> **ブレていい。**
> **ブレた中での出会いや経験を大切に**

専門研修先を
どう選ぶべきでしょうか。

そろそろ専門研修先を考えなければいけない時期になってきました。いろいろな先輩の話を聞いていますが、そこそこプライベートの生活も楽しめて余裕のある研修先に行くか、症例数が多くて忙しくてもとてもやりがいのある病院に行くか、悩んでいます。(研修医２年目)

> —— 人間は自分の楽な範囲からはみ出して初めて人間として成長できる。
> 『EAT & RUN　100マイルを走る僕の旅』スコット・ジュレク他　NHK出版

　研修期間である最初の５〜６年は、あなたの医師生活の方向性やモチベーションを決定する、これ以上なく大事な時期です。ですから、ぜひともしっかり悩み、考えましょう。

　まずお伝えしたいことは、専門研修は初期研修の上に積み重ねられるものだということ。専門研修に入ったらこれまでとは全く別物、ということはありません。初期研修の間の「基礎体力」が専門研修で生きてきます。

　私のいる救急の世界には、必ず研修医の先生が一度はローテーションしてきますので、毎年新しい研修医の先生と接することになります。研修医はまだいいのです。「教えてもらえ」ますから。しかし、専攻医となると話は変わってきます。自分自身も新たに専門的知識を学びながらも、後輩である研修医に「教え」なければならないのです。実はここで研修医時代に

培った基礎体力の程度が効いてきます。研修医の間に既に経験し、身につけていればそれを伝えていけばいいのです。逆にその基礎体力がなく、研修医の先生と一緒に身につけていくとなると、時間もかかってしまいますし、「先生、知らないんですか……？」という研修医の気まずい視線に耐えなければなりませんし、そうなると教える余裕もなく、また新しいことを学ぶ時間もなくなってしまいます。例えばある専攻医の先生は、研修医のときは髄膜炎を疑うと転送する病院に勤務していたため、腰椎穿刺を一度もやったことがなく、したがって「研修医にも指導できない」とERで後悔していました。そんな後悔をしなくていいよう、今の間に学べることはしっかり学んでおいてください。

　さて、本題です。プライベートも重視でき、しかし症例数が多く、しっかり指導してもらえる研修病院。そんなところがあればいいのですが、これらが並び立たないことは想像がつきますね。症例数が多くて忙しい病院、となると会社であれば「ブラック企業」というレッテルを貼られてしまうのかもしれません。しかし、ちょっと待ってください。いま、「ブラック企業」に別の定義がささやかれているのをご存知でしょうか。仕事もルーチンワークで、忙しくなく、休みもそこそこある、一見恵まれた職場。けれどもこういう会社で働き続けた結果、気がつくと身についたスキルは何もない。いざ転職しようと思っても活かせる技能がなく、歳だけとった自分を採用してくれるより条件のいい会社などない。結局同じような仕事を続けざるを得ない……。仕事は楽だけど実は成長につながっていないために新たな世界が開けない、そういう別の意味での「ブラック企業」が存在すると言われています。医学の世界でも同様で、患者さんも少なく、検査や手技手術に参加する機会も少なく、とても楽だけれど、研修を終えたときには他病院の研修医と大きな差がついてしまっている、その結果専攻医と

して選ぶ病院の選択肢も自ずと限られてしまう、そういうブラック研修病院があることが指摘されていますし、私たちも実感するところです。

「人間は自分の楽な範囲からはみ出して初めて人間として成長できる」。ウルトラマラソン（42.195km以上を走るレース）界で驚異的な記録を残しているランナー、スコット・ジュレクの言葉です。彼は不治の神経疾患で闘病を続ける母親、気難しく権威的な父親、経済的困窮、という厳しい環境に取り巻かれた少年時代に、半ば逃避のように走り始めたと語っています。それがいつしか喜びとなり、アスリートとしては通常のピークを過ぎたと思われる40代になって、アメリカのアパラチアン・トレイル3,500kmを45日間（1日80km）で踏破するという計画を掲げ、実際46日で成し遂げます。年齢の限界を感じながらも、そしてこれまで誰も塗り替えることのできない数々の記録を打ち立てながらも、甘んじることなく、楽なところから常にはみ出して成長を続けるジュレク。その姿から学ぶところは多くあります。

よく言われることですが、最初に楽をして後から苦しい思いをする、というのはなかなか難しいのです。体力も柔軟性もある、研修医という最初の時期に、先にひと踏ん張りして、その分たくさんのことを吸収する、それをその後に活かしていく。厳しい環境をともにした仲間たちとの絆は強いものです。人との出会いもその後の人生を豊かにし、あなたを助けてくれる大事な要素です。

私たちの医師人生もウルトラマラソンみたいなものかもしれません。レースの中で培う勘や体力がその後の走りを決めていき、食糧補給などを助けてくれるたくさんの人たちの力を借りて果てしない道を走っていくの

です。

　マネジメントの父ピーター・ドラッカーも『ドラッカー名著集4　非営利組織の経営』（ピーター・F・ドラッカー、ダイヤモンド社）の中で「基準を低くしてスタートすれば、やがて高くなるということはない」と述べ、ゆっくりでもよいから基準は高く設定して成長することを促しています。目先の楽さを選んで後で後悔しないように。あなた自身の未来と成長を一番に考えて、冷静な判断をしてください。

> **しんどさは後で必ず活きてくる。**
> **辛抱した先に成長がある**

勘違いしないで

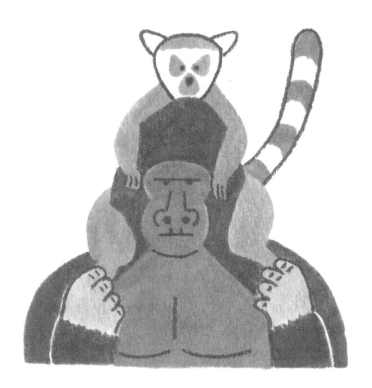

私が研修医として勤務を始めた初日、院長から言われた言葉は忘れられません。「みなさんは今日からこの病院の医師として働きます。しかし勘違いしてはいけません。患者さんたちは、あなたが神戸市立中央市民病院の医者だから、話を聞いてくれるんです。あなた方自身の能力を信頼してくれているわけではない、病院の名前を信頼してくれているだけなのです」。厳しいことを言われるなあと思いました。でも、神戸を離れ、関東の病院へ移動したとき、患者さんはもちろん同僚も、私が研修した病院の名を知っていた人は当時わずかでした。そこではまた一から、信頼関係を築く作業が始まりました。

　医師臨床研修制度が変遷し、クオリティも改善される中で、いわゆる「ブランド病院」と呼ばれる病院も出てきました。呼ばれるだけあって、そういう病院での研修内容は充実していますし、学習環境も整備されていますし、指導医も優れた人が多いでしょう。患者さんからの医療への信頼も厚いはずです。しかし時々その信頼を自分個人の能力への信頼と勘違いしているように見えてならないときがあります。ブランド病院ではない場所で働き始めたとき、あるいは全く違う地域、あるいは海外へ移動したとき、そういう人は張りぼての自信だったことに気がつくでしょう。むしろ、手厚い指導を受けにくい病院で工夫して修練を積んだ人のほうが、困難な場面でくじけず立ち向かう力を持っている場合もあります。

　あなたが実力と思っているものは、まだまだ本当の実力とは言えないかもしれません。病院の名前や、評判を支えてきた先輩たちの歴史という、踏み台の上に立たせてもらって大きく見えているだけかも。踏み台を降りてどこへ行っても信頼してもらえる医師になれるかどうか、それはあなたのこれからの頑張りと、人間性次第です。

研究の道に進むか
悩んでいます。

専攻医生活も終わりに近づいてきました。経験はたくさん積めたと思いますが、息つく暇もない臨床医生活にちょっと疲れてきました。少し違うこともやってみたいなあと思い、研究者の道も考えています。でも、自分が向いているのかどうか、やり通せるのかどうかわかりません。研究者になるには、どういう素質が必要なんでしょう？（専攻医3年目）

—— 冒険とは、いつでもどこでも、既知の世界にかかるヴェールの向こうにある未知の世界に行くことだ。（『千の顔を持つ英雄』上）これを読んでも分かるように、冒険とは常に脱システム的行動のことをいうのである。

『新・冒険論』角幡唯介　集英社インターナショナル

田舎では診療所のお医者さんしか会ったことのなかった私などは、医学部に入るまで臨床医以外の選択肢が医者にあることさえ知りませんでした。研究者、教育者、公務員、さまざまな選択肢があるのは喜ばしいことではありますが、あなたのように臨床医になってからも進む道に迷う人も出てきますね。

私自身も恥ずかしながら2年間海外で研究者生活をしました。その後今のような生活をしている点から研究者に向いていたかどうかはご想像がつくと思いますが、「向いていなかった人」から見た「研究者論」をちょっと

聞いてみてください。

　研究に向いているかどうか。それを判断する最もよい質問は、これです。「あなたは学生時代、あるいは子どものとき、親や先生の言うことを聞く "良い子" でしたか？　学校の先生にかわいがられるタイプでしたか？」

　もしもあなたが「ノー」と答えるなら。あなた、研究者に向いていると思います。理由を説明するために、あなたが今まで学んできた臨床医学と研究とを比べてみましょう。臨床の現場では、これまで先輩たちが積み重ねてきた経験やエビデンスというものに基づき、最良の方針を選択していきます。新しいことが歓迎されないわけではありませんが、いきなり患者さんに試してみるということは許されません。しかし研究はその逆です。みんなと同じことをやっていては意味がない。当たり前とされていることを当たり前と考えず、みんなが気づいていないことを発見していくのが研究の目的です。大人や先生にかわいがられる人というのは、概して、ルールを守り、敷かれたレールをたどって着実にことを進めていくのが上手な人です。逆に、既存権力ともいえる大人、先生の言うことに疑問を持ち、疑義を呈するような子ども、学生ではかわいくないやつ、と言われてしまいがちですが、研究の世界ではまさにそういう逆転した発想力が求められます。研究者の知人は言いました。「今この瞬間、自分しか知らないことがある。そういう瞬間がたまらなくいいんだよねー」と。そういう感情に共感する人は研究者に向いていると思います。

　冒険家、角幡唯介さんが語る「冒険」の定義はまさに研究そのものです。既存のシステムを脱し、新しい道を切り開いていく。相対するものはわれわれ普通の人が楽しむ「登山」であると私は思っています。誰かが切り開

いて作ってくれた道をたどり、山頂を目指す登山。道を故意に外れて遭難することは望ましいことではありません。まさに、積み重ねられたものをたどって行う日常診療に似ていると思います。どちらが優れているというのではありません。両者があってこそ医学の発展があります。同じ、医学をベースとしていても向いている人というのが異なるということです。

　さて次に、研究者に求められる素質とはなんでしょう？　ある研究者募集のウェブサイトには次のように書かれていました。

【応募資格】
　「博士号取得者または着任までに取得見込みの方で、協調性、積極性、冒険心、高い向学心、幅広い好奇心、柔軟な思考、明朗な性格、鋭い洞察力、爆発的な瞬発力、驚異的な持久力、信念宿る強靭な肉体、不屈の精神、そして散り際の潔さ、これら全てを兼ね備えている方、またはこれらの項目の内、幾つかを有している方。」

　いやー、本気で募集する気があるのかないんだか。これ、すべてを持っていたら研究者どころかアメリカの大統領にでもなれるでしょう……と思ってしまいますが、私はここにひとつ付け加えたい。それは、自分を信じ切る力を持っている人、です。研究の過程では新しいことをやろうとする分、これをたどっていけばうまくいく、なんてものはありません。何度やっても結果が出ない。これでいいのだろうか？　自分が間違っているのではないだろうか？　そういう瞬間が何度も現れます。そんなとき自分のアイデアや、自分のやってきた過程を信じることができるかどうか。私などは迷ってばかりでしたが、研究でひとつのことをなす人というのは、ここで信じ切るという力があるのだと思います。その力とは、言い換えれば

結果をすべて自分が引き受けるという覚悟。非常に強い精神力が求められるのです。

　ここまでお読みいただいてわかったと思いますが、研究は、「臨床がなんとなくいやだから……」というような甘い気持ちでやり通せるものではないということです。さらには、日本であれ海外であれ、研究でお金を稼ぐというのは非常に困難で、経済的に安定した生活を求めるなら考え直したほうがよいでしょう。そんな現実的な面もありますが、私のようにひとまず足を突っ込んでみて、続けられるものかどうか実感してみるのも大事かもしれません。あなたの明るい未来を願っています。

臨床と研究の違いは、
冒険と登山の違いのようなもの

英語が苦手です。

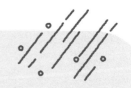

もともと英語は苦手で、受験勉強のためと言い聞かせてやっていました。医者になってからもできるだけ英語を回避しようとしてきましたが、論文を読むのにも英語が必要ですし、英語しか話せない患者さんも結構受診します。上の先生からはいつかは英語で発表して、論文も書けと言われて憂鬱になります。日本で医者をしているのに、英語と手を切るわけにはいかないんでしょうか？（研修医1年目）

> —— 英語がうまく話せなくても、心が柔軟であることが何よりも世界を広げてくれる。

『ニューヨークのとけない魔法』岡田光世　文藝春秋

　私が仕事をしている神戸市は、みなさんもご存知かもしれませんが貿易港としての神戸港、外国人居留地や中華街、イスラム教のモスク、などといった海外文化の色濃い都市です。現在でも外国人居住者も、旅行者も多いので、海外にルーツを持つ患者さんも頻繁に受診されます。研修医の先生たちは果敢に問診をとりにいってくれますが、中にはあなたと同じように「日本に来たなら日本語話せや！」と心の中でつぶやいている人もいるに違いありません。

　あなたもうすうす気がついていると思いますが、私たちは医業という仕事を続ける限り、英語とは縁を切ることができません。臨床でも、ましてや研究領域ではなおさらです。最近は翻訳本や日本人の先生が書いた教科書も増えてきてはいますが、それでも最新かつスタンダードな情報を得よ

うと思ったら、英語のテキストやウェブサイト、ガイドライン、論文を読むことになります。「抄読会」や「ジャーナルクラブ」で日本語の論文を取り上げることは、残念ながらまずないのではないでしょうか。

海外から日本を訪れる人の数もうなぎ登りであることも、よくご存知と思います。2018年の在外訪日数は3,119万人（日本政府観光局）。単純に計算して、日本にいる5人にひとりが海外からの人ということになれば、私たちが患者さんとして出会う頻度が多くなるのも容易に理解できます。もちろんすべてが英語圏の人ではないわけですが、世界の多くの人にとって、日本語よりは当然英語のほうがハードルが低いでしょうからやはり英語でのやりとりが主流とならざるを得ません。

でもね、ちょっと考えてみてください。あなたは一生懸命勉強してこの仕事に就いたわけで、自分が学んできたことにはある程度の自信もあるはずです。なのに、英語がちょっと苦手なだけで「この先生は信用ならないんじゃないか？」なんて、英語圏の患者さんから思われてしまったらどうでしょう。悔しいですよね。海外の学会で、日本で活躍しておられる先生が英語の質疑応答で無言になってしまう場面を目にすると、いたたまれない気持ちになってしまいます。しかも英語というだけで実はそんなに大した質問でないことも多く、日本語なら、当意即妙な答えを返されるだろうにと、当事者でもないのに悔しく思ってしまいます。

英語はただのコミュニケーションツールのひとつでしかないはずです。それなのに、もしかしたらいい加減な仕事をしている人でも英語ができるだけで「デキるやつ」と思われている人がいる一方で、逆に真面目にやっているのに、英語を駆使できないだけで肩身の狭い思いをするなんて理不

尽と思いませんか。そのうえ、これからの時代に生きるあなたは少なくとも仕事では（そして、多分プライベートでも）英語から逃げることが不可能、ならば。

　もう腹をくくって英語と向き合うしかありません。ではどんな方法で？これは、私のような素人が言うべきことでもありませんが、語学勉強に40年試行錯誤してきた実体験から申し上げるコツはひとつ。好きなことに結び付けてやること。できるだけ、勉強と思わないこと、です。母国語でない言葉は、少しでも離れるとどんどん忘れてしまいます。細々とでも中断せずに続けようと思ったら、楽しくやるのが一番だと思うのです。今は世界のさまざまな文化にインターネットでアクセスすることができます。音楽が好きであれば英語の音楽や、好きなアーティストの記事を英語で読む、インタビューを英語で聞く。スポーツが好きなら、スポーツチャンネルの英語解説を日本語吹き替えなし（あるいは英語字幕付き）で聞いてみる。私の場合は映画と本が大好きなので、毎日、中学生の頃から愛読しているアガサ・クリスティーのBBCラジオドラマを、iPhoneで聞きながら出勤しています。もともと何度も日本語で読んでいる本ばかりなので、英語でも多少は内容の想像がつきますし、最初は聞き取れなくても何度も繰り返すうちに確実に聞き取れるようになってきます。

　どんなことを学ぶのであっても、インプットしたら必ずアウトプットすることが重要です。聞いたり、読んだりする＝インプット、のに慣れてきたら、今度は話したり、書いたりする＝アウトプットのトレーニングをする必要があります。私たちの仕事はそれには最適で、外来に来てくれる日本語の話せない（そして英語は話せる）患者さんはありがたいレッスン相手です。書くのは少し難易度が高く感じられるかもしれませんが、英語の

論文を読んだときに、そうそうこういう表現をしたかったんだ、と膝を打つ文章に必ず出会うと思います。そういった表現をコピーペーストしてどこかにまとめておくと、英文を書くハードルがかなり下がるはずです。

　想像してみてください。世界には想像を絶する数の歌や文章、人が口から出す言葉があるわけです。日本語が使われているのはその中のほんの一部。これが英語や他の言語まで理解できるようになったら、どれほど世界が広がるでしょう。想像しただけで、ワクワクしてきませんか？

　私も毎日楽しい英語との出会いを探す日々です。新しい言語を学び始めるのは早いほどいいのはもちろんですが、語彙の豊富さ、言葉での表現力のピークは40歳代、あるいは60〜70歳代という報告に、まだまだ自分もいけるはずとモチベーションを上げています（The rise and fall of cognitive skills. Neuroscientists find that different parts of the brain work best at different ages. Anne Trafton | MIT News Office. March 6, 2015 http://news.mit.edu/2015/brain-peaks-at-different-ages-0306?mod=article_inline）。若いあなたもぜひご一緒に！

たかが英語。されど英語

資格って、
必要でしょうか。

「専門医資格は、取っといたほうがいいよ」と上の先生に言われます。でも、専門医を持たずに診療している先生たちもたくさんいるように見えます。医師免許さえあればやっていけるんじゃないでしょうか。（専攻医1年目）

> ── 今見えている世界が、世界のすべてではない。
>
> 『全ての装備を知恵に置き換えること』石川直樹　晶文社

　学会から封筒が届くと「ああ、来てしまった」と思います。専門医の更新書類です。5年に一度、書類をそろえて、場合によっては試験を受けて、更新料を払って……。5年なんてあっという間。すぐに次の更新期限が来て、ああ、これを一生続けていくのか―とちょっと憂鬱になったりします。

　というわけで、10年前だったら、あなたの先輩と同じアドバイスを口にしたであろう私から、今独断と偏見で考える「資格を取ること」のメリットデメリットをお伝えしましょう。

　医師免許を取った後の資格といってもさまざまありますが、ここでは、最も一般的な資格である、各領域の専門医資格を想定してお答えしたいと思います。医師免許があって、臨床研修を終えれば、日本のどこでも働け

る。確かにそれは正しい（今は。未来はわかりません）。そして、今雇ってもらっている病院で一生働き続けられるならばそれでいいかもしれません。しかし、人生には予期せぬことが起こります。望むと望まないとにかかわらず、別の場所へ移動しなければならない状況も十分起こり得ます。これまで真面目に頑張ってきたあなたのことを全く知らない人たちが、あなたを雇うかどうかを何で判断するか。最も手っ取り早いのが「専門医資格」であるわけです。商品で言えばタグみたいなものです。自分たちの欲しい人材であるかどうかを知る、わかりやすい指標なのです。真面目な人だ、良い人だ、患者さんに優しい、そういう評判は付加価値にはなりますが、主観的な印象が否めません。やはり、専門医資格のような、客観的な評価基準が求められる場合が多いと感じます。

　そんなことなんかで判断されたくないとあなたは言うかもしれません。もちろん、構わないのです。あなたが誰にもまねできない医師としての技能を習得していて、それをセールスポイントにできるならば。あるいは、日本国内で勝負するつもりはない、海外に出て医業を全うするつもりだ、とか、研究の道に進むつもりなので、臨床の資格は必要ない、という人もいるでしょう。それならばもう何も言うことはありません。ぜひ、それぞれの目標に向かって、全力を注いでいただきたいと思います。ただ、自分しかできないと思っていたら、実は広い世間には上手がたくさんいた、ということはありますし、海外から日本へ帰国して医療を続けたい、もう一度臨床へ戻りたい、などと考え始める場合もあるかもしれません。また、病院や組織によっては、昇進や役職に就く条件に専門医資格や指導医資格が求められることも当然あります。そういうときはやはり、資格を持っておいたほうが、「生きやすく」なり、選択肢が広がることは確かだと思います。

別のメリットとして、これは私自身の経験から感じたことですが、資格を取る、というのは割とモチベーションの湧きやすい目標なんですよね。で、たいていの専門医資格取得時には試験があります。医師国家試験受験以来初めて、試験のために真面目に勉強せざるを得なくなります。実際、受験にもお金がかかるという現実的な問題や、落ちたと同僚に知れたら恥ずかしいという思いもあり、勉強します。日常診療でなんとなく行っていたことも、きちんと系統立てて勉強し直すいい機会になります。また、からだで覚えた臨床の経験をもとに勉強するのは学生時代とはまた違った興味深さがあります。改めて勉強する機会を得、それによって知識が深まり、当然日々の診療に還元できる、それは専門医資格取得の副次的効果だと思います。

　いいことをまず並べてみましたが、全力でおすすめできない理由も感じ始めているのが今日この頃です。まずは更新の問題。問題、と言ってはいけないのかもしれませんが、更新のたびに手続きの手間もかかりますし、お金もかかります。勉強会や学会などにもある程度参加しておく必要があります。2020年現在、一般社団法人専門医機構という組織が専門医資格を一定の水準のものに整えるために、取得資格や更新要件を整備しています。この内容も、時代とともに変わっていくでしょう。資格取得後も、長い医師生活の間、それに乗り遅れないよう付いていきつつ更新を繰り返していかねばなりません。勉強する機会をもらうという意味では更新は大事だとわかってはいても、やはり、大変なのは確かです。

　資格を取っただけで安心してしまい、勉強しなくなってしまうというのもデメリットかもしれません。更新要件がそれほど厳しくない資格であったりすると、最初の情熱はどこへやら、なんちゃって専門医になり果ててし

まうという可能性も（はい、自分を振り返って反省しています）。厳選食材を使っていると宣伝しているけれど、食べてみたらあまりおいしくない、というなんちゃって高級レストランみたいなものでしょうか。そうなってしまうくらいなら、資格なんて取らなくてもひとり真面目に勉強し、能力を磨きます、という考えもやむを得ないかもしれません。

　日本では特に女性の場合、専門医資格を取りたくても家庭生活が優先となり取得する機会がなかなか得られないという悩みも聞きます。取りたくてもチャンスがない人、そんなもの必要ないと思っている人、いろいろな生き方があると思いますが、一生同じ「主義」でなくてもいいと思います。自分のライフスタイルや目標、時代の変化に合わせて、柔軟に考えてはいかがでしょうか。一番大切なのは、医療者として一生勉強し続ける情熱を失わないこと、それだと思います。

資格はタグみたいなもの。
持っていれば生きやすくはなるかもしれない

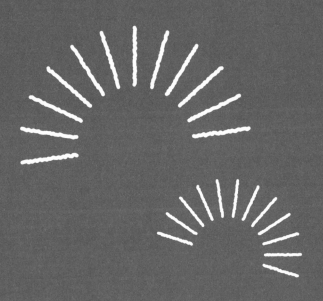

時には病院を出よう

体力がなく、すぐ体調を崩して仕事を休んでしまいます。医者としてやっていけるのか心配です。

もともと丈夫なほうではなかったのですが、働き始めてから熱を出したり、おなかを壊したり、体調を崩したりしてばかりです。頑張っても限界があるので結局休むことになり、周りに迷惑をかけているような気がしてなりません。こんな調子でやっていけるのでしょうか。（研修医１年目）

—— 弱さが俺たちを強くする。弱さを知る者だけが、その弱さを克服できる。

『伴走者』浅生鴨　講談社

　この原稿を書いている2020年６月現在、世界はCOVID-19の脅威の真っただ中にあります。地域により差はありますが、私たち医療者も診療する側として、またいつでも感染し得る患者側の立場として、さまざまなことを考えるきっかけとなっています。封じ込めを目的とすれば仕方ない面はあるのかもしれませんが、感染者や感染のリスクがあると判断された人たちがまるで罪人のように後ろ指を指され、プライバシーを暴かれ、糾弾される姿を目の当たりにして、私たち人間はこんな言動をする生き物だった

のかと愕然としています。そのような中でも、全面休校となったイタリアで生徒に向け印象的なメッセージを発した校長先生など、冷静で示唆に富む言動で方向性を変えようとする市民もいます。まさに人類の知恵と尊厳が試されていると感じます。

　人は自分とは異質な存在を感知する生き物です。自分より能力的、体力的に弱いものを見つけると自分のほうが優位に立った気になる。知らず知らずのうちにそれが態度や言葉に現れる。元気いっぱいの同期もたくさん周りにいるあなたは、無意識のうちにその空気を感知して、卑屈になってしまっているのかもしれません。

　でもね、考えてみてください。これは医者としてのあなたに与えられた特性ではありませんか？　病院に来る患者さんたちは何らかの問題、言い換えれば「弱さ」を抱えています。健康で体調も精神も崩したことのない医療者だったら、本当の意味では患者さんのつらさを理解できないかもしれません。あなたはそれが理解できる。患者さんに一番近いところにいる医療者と言えるのです。病気の治療のため、じくじたる思いで仕事を休まなければいけないお父さん、孫と一緒に過ごしたいのに入院しないといけないおばあさんたちの悲しみは、体調を崩して仕事を休まざるを得ないあなたの悔しさと、重なるところがあるはずです。元気な人はなかなか共感できない想いをあなたは患者さんと共有できる。これは強みです。あなたは幸いにも、あなたの弱さを強みにすることのできる職業を選んだのです。

　先日20年ぶりに再会した恩師は、リタイア後の現在も卓球シニアの部で活躍する元気な方ですが、最近関節の異常を感じ受診したところ関節リウ

マチと診断されたそうです。「医者は患者になって初めて医者になるんだとわかったよ」。弱さを知っているからこそわかることがある。あなたは、まさに今、本当の医者になるチャンスをもらっているのだと思いませんか？

　弱さはあなたにとっての強さになるだけではありません。周りの人を結びつけるきっかけにもなります。あなたが休んでいるとき、カバーしてくれる同期や先輩が当然いるでしょう。彼らはあなたに冷たく当たりますか？そうだったらそんな職場は研修医の間だけと割り切って、さっさとさよならしましょう。人間誰も、調子のよいときばかりではありません。いつか自分が助けてもらうときが必ず来るのです。山登りなんかでもそうです。普段元気いっぱいでムードメーカーの仲間が山ではヘロヘロになって、なかなか足が前に出ないときもあります。思わぬケガを負ってしまうこともあります。そんなときはみんなで荷物を肩代わりしたり、普段以上に休憩をこまめにとったりして、みんなで目標を目指します。難しければ誰かが一緒について下山する。そういうものです。自分も同じように体力を使い果たしたりケガをしたりして助けてもらうときがある、それをわかっているからこそ自然に助けることができます。今、あなたが快く助けてもらえる職場にいるならば、ぜひその仲間を大切にしてください。そして気兼ねすることはないのです。いつかあなたが可能な形で仲間を助ければよい。仲間の団結力や共感力を引き出すという点では、もしかしたらあなたはもう、みんなの助けになっているかもしれませんしね。

　そんなあなたに『伴走者』を、ぜひ、読んでみてほしい。さまざまな理由で視力を失ったアスリートたちが目の見える伴走者の誘導のもとに競技スポーツを行う姿を描いた小説ですが、実は助ける、助けられる、という関係は一方向ではないということがわかります。サポートする側のように

見える伴走者が、伴走という行為を通じ、また盲目のアスリートたちとの交流を通じて精神的に救われ、成長していきます。あなただって助けてもらっているばかりではない。しんどくても頑張るあなたの姿をみて人を助ける機会をもらったり、元気を得たりしている仲間や患者さんが必ずいるのです。

医学的根拠は全くないですが、研修医の頃、体調を崩してばかりだった人ほど、歳を重ねると丈夫になって、結構な高齢まで働いておられる気がします。抗体のデパートができるからかもね、と言ったりもしますが（感染症に限っての話ですが）、真偽のほどはわかりません。だからあまり悩まないで、でも、弱さを知るあなたの優しさは忘れないでほしいのです。

私たちがCOVID-19の流行から学ぶもの。あなたが現在の悩みから学ぶもの。似ていて、忘れてはならないものに思えます。

弱さは強さ。
あなたは患者さんに一番近いところにいる

病院に長くいれば
いいものなんでしょうか。

病院で決められた就業時間は9時から17時までのはずなのに、17時に帰ろうとすると周りから「もう帰るの？」というような目で見られます。遅くまで残っている同期は「よく頑張っている」と評価が高いようです。ルール違反をしているわけではないのになんとなく批判されているようで、納得いかないなあ、と思ってしまいます。（研修医1年目）

—— 彼らはみなそれぞれのやり方で、労せずに得られるものなど人生には何ひとつないことを学んできた。肉体的な強さや美しさや若さがあっても、それよりずっと大きな力が世界には働いているのだと、彼らはみな知っていた。

『ヒトラーのオリンピックに挑め　若者たちがボートに託した夢』
ダニエル・ジェイムズ・ブラウン　早川書房

『僕たちはもう帰りたい』（さわぐちけいすけ、ライツ社）。明石市の小さな出版社が出したこの漫画、無駄な残業や上司への気遣いのせいで帰りたくても帰れないサラリーマンの毎日を控えめなユーモアに包んで描写した、まさに今の時代を反映した作品です。会社勤めって大変だな、と傍観者の立場で楽しく読みましたが、振り返ってみれば研修医の頃も、帰りたくても帰れない状況はたくさんあったなぁと思います。

あなたは終業時間を守って帰宅しようとしている。これは、従業員の超

過勤務を減らすことに粉骨砕身している病院経営者から見たら理想的な姿勢と言えるでしょう。実際、タイムリミットを決めておくというのは社会生活を送るうえでとても重要です。学校の時間割のように決められていればいいですが、そういうものがない現場での仕事を、いかに時間を意識して、効率よく行うかは、集中力、判断力、実行力のバランスがとれていなければできません。Sense of proportion という言葉を知っていますか？　何が重要かを判断する感覚、バランス感覚のことです。患者さんの診療をする、検査をする、治療方針を立てる、病状説明をする、カルテを書く、指示を出すなど、さまざまな人と関わりつつ多種類の仕事を並行してこなしていく必要のある臨床現場では、この sense of proportion がとても大切になります。特に研修医のときは、自分の判断だけで動くことができなかったり、制限されていたりします。上級医が外来や手術に入ってしまったために、確認を受けるタイミングを逃し、次の指示を出せずに時間がたってしまう、結果として患者さんへの介入が遅れて予期せぬ事態が起こり、修復にまた人手や時間がかかってしまう。こんなトラブルを避けるために、優先順位に応じた時間の使い方を常に意識しなければなりません。この感覚は今だけでなく、指導する立場になってマルチタスクが増えてきたときにとても役に立ちます。あなたが今の段階でこれができているのだとすれば、あなたの未来は明るいですね。

　しかし、ひとつだけ、「9時17時生活」の原則を、あなたに破ってほしいときがあります。急性期の重症の患者さんを持ったときです。刻々と変わっていく患者さんの状態に合わせて適切な対応をしなければなりません。「患者さんに張り付いて、よく見ておきなさい」。ICU に入るような重症患者さんの主治医になったとき、指導医から言われました。実際に判断したり指示を出すのは上の先生であっても、ずっと見ていることで、こう

いう患者さんはこういう経過をたどるのだな、機を逃さず介入すべきとき
というのはこういうタイミングなんだな、とわかるようになります。「自
分のような研修医が診るより、経験のある上の先生が診たほうが意味があ
るだろう」と思ったあなた。確かに今、目の前の患者さんにとってはその
ほうがいいかもしれません。しかし、これはあなた自身の成長のため、そ
してあなたが診る未来の患者さんのためなのです。若くて体力があるうち
に、張り付き体験を積み重ねていくことで、将来同じような患者さんを受
け持ったときに、こういう経過をたどるだろうからこのような対策をして
おこう、と予測することができ、先手を打って対処できるようになるので
す。それがあなたがこれから受け持つ患者さんのよい転帰につながるはず
です。

　あなたの同期のように、ずーっと病院にいる人というのもいます。確か
に、そういう人は熱心だと高く評価する上司もいるでしょう。ですが、私は
病院に居続けることがいいとは思いません。生活がずっと同じだと刺激に
慣れ、新しい出来事に対処しづらくなります。帰らなくていいとなると、
すぐできるはずの仕事に無駄な時間をかけてしまいます。いざ、短時間で
パパッと処理しないといけない場面に遭遇したときに、頭やからだが適切
に動かないかもしれません。そんな事態になるより、メリハリのある生活
をして、できた時間を自己学習やリフレッシュに充てたほうがずっといい
仕事ができる。そう思います。

　緊張と弛緩、これはとても大事です。あなたがこれから臨床医として心
身ともに健康にやっていくうえでのキーワードと言ってもいいかもしれま
せん。全力を使って集中すべきとき（緊張）と、力を抜いてよいとき（弛
緩）とを区別して、どちらにも対応できるようにしておく必要があります。

伸びたままのゴムは、いつかパチンと切れてしまうでしょう？　それと同じ。緊張ばかり、弛緩ばかりではだめなのです。

　もしかしたらあなたはまだ弛緩ばかりしているやつだ、と上級医から見られているのかもしれません。そんなことはない、緊張するチャンスがないだけだ、というのなら、ここぞというときにあなたの集中力、体力を見せてください。きっと、上級医のあなたを見る目が変わりますよ。

緊張と弛緩が大事

メールで「休みます」は
ダメなのでしょうか。

体調が悪かったので診療リーダーの先生にメールで「今日休みます」と送りました。朝9時になってその先生から電話が。「なんで自分で電話してこないんだ！」。だってメールでちゃんと伝えたじゃないですか。見てないほうが悪いんじゃないでしょうか？　どうしてダメなんでしょう？（専攻医2年目）

　　―― 声はふしぎなものだ。目的も気持ちもあらわになる。

　　　　　　　　　　　　　　　　　　『火山のふもとで』松家仁之　新潮社

　NHK BSの『COOL JAPAN～発掘！ かっこいいニッポン～』という番組が好きで、時間が合えば必ず見ています。日本在住の外国人が日本独特の文化や物を紹介して意見を述べ合う番組で、ずいぶん長い間続いているのでご覧になったことがあるかもしれません。先日、「外国人が驚いたニッポンのNEWS」という新春特集を見たときのことです。日本人の私が驚きました。「退職代行」サービスというものがあるのですね。なんでも、会社を辞めたいと思っても、自分で直接上司に言ったり辞表を書いて出しに行ったりするのが苦痛な人のために、「退職させていただきます」と代わりに電話してくれるサービスだとか。退職に伴う条件のすり合わせなど面倒なことも全部代行してくれるのだそうで。そもそも辞めたいくらい嫌な会社や上司にこれ以上接触したくないという人々のニーズに応えているそうです。いや、言いにくいことを言うのがつらい気持ちはわかるけど、しか

し、コミュニケーション障害、ここに極まれりだなあ……と唖然としてしまいました。

　さて、あなたのケースです。あなたはメールで休むことを（おそらく早朝に）伝えた。しかし直接電話してこなかったことを怒られ理不尽だと感じている。ではなぜ怒られたのか上級医の立場になって考えてみましょう。朝起きて出勤し、診療を始めるまでの時間はいつだってばたばたしています。メールを見る暇なんてないかもしれません。見ることができたとしてもいつになるかわかりません。そんな中、専攻医がひとり出勤してこない。周りに聞いてもどうしたのか誰も知らない。そういえば昨日体調悪そうだったな、もしかして家で寝込んでるんじゃないか？　あるいは、ちょっと落ち込んでいたな、まさか職場放棄で放浪の旅へ出奔とか、最悪自殺とか!?　いえ、これ、上級医の立場から言うとジョークじゃないんです。実際、出勤してこないと思ったら一人暮らしの自宅で冷たくなっていたり、当直中呼んでも起きてこないと思ったら当直室で心肺停止で発見されたり、ということは私たちが経験したり、聞いたりした話なのです。どこかで聞いた、見た、そんな話が頭をよぎり、心配に駆られるのです。電話で直接話していれば、こんな心配はせずに済んだのに。メールを目にして安心すると同時に、心配していたんだぞという気持ちが怒りの言葉となって現れたのだと、あなた、気づいていましたか？

　便利なコミュニケーションツールがあふれる現代です。仕事を辞めるとか、休むとか、言いにくいことを伝えるときほど直接の接触を避け、簡単であつれきの少なそうな方法を選びたくなる気持ちもわかります。しかし、あなたの臨床医としての仕事、これは、まさにコミュニケーションが求められる仕事です。患者さんとの対面のコミュニケーションが苦手なま

まだったら、日々の職場は苦痛の場になってしまいます。さまざまな人との顔を合わせての交流は、まずはあなたが患者さんとよい関係を築くための練習です。毎日会う同僚や上司とうまくコミュニケーションがとれなければ、初対面の患者さんとうまく話せるはずもありません。私も人のことは言えないんです。ICUとERを数か月単位で行き来する勤務を続けて10年以上経ちますが、ICUで挿管され鎮静された物言わぬ患者さんばかりを診ていると、会話できる患者さんを相手にするのが怖くなってくるのです。ERでの診療が始まるときには、自分、話せる患者さんと、うまく対話できるだろうか？ と今でも不安になります。やらなければ下手になるし、怖くなるのです。だから、普段から機会を逃さず練習しておいたほうがあなたにとって楽なのです。

　そしてもうひとつ、こっちのほうが大事かもしれません。あなたにとって人生で重要な場面で、大事な相手に、大切なことを伝えたいと思ったとき、あなたの口から直接発せられる言葉ほど相手に印象を残すものはありません。いつか大事な人に、大切なことを伝えるための練習を、日々、していると思ってみてください。

　あなたが電話で休みたいと連絡したなら、当然上級医はそれに対して言葉を返したでしょう。その言葉を聞けば、上級医の心配や安堵もあなたに伝わったはず。成功した双方向のコミュニケーションからは共感や思いやりが生まれます。あなたは一方向のツールを選んだことによって、この貴重な感情を共有する機会を失ったのかもしれません。

　もちろん、メールやSNSも大きな能力を発揮するコミュニケーションツールです。もしもあなたが上級医と関係を立て直して交流したいと思う

のならば、こういう新しいツールを教えてあげてください。そして、一緒に、活用の仕方を考えてください。休みます、を伝える以外に、これらのツールが役立つ場面がたくさんあることを、あなたはよく知っていますよね。

　「子ども叱るな来た道だ。年寄り笑うな行く道だ」。あなたもいつか上級医になったとき、後輩が思いもよらぬ方法でコンタクトをとろうとしてくるかもしれません。あるいは交流すら避けられるかもしれません。そのとききっとあなたも、あのときなぜ上級医が怒ったのか真に理解できるでしょう。

> **毎日の人との交流が練習の機会。**
> **対面のコミュニケーションを大事にしよう**

忙しくて勤務中に
ご飯を食べる暇がありません。

昼食を食べるタイミングを見つけられません。ERの日勤では気がついたら夕方で、お弁当が冷たくなっています。病棟勤務のときも、検査だ、新患の病歴聴取だ、入院オーダー出しだ、とやっていたら食堂に食べに行く暇もありません。夕方低血糖で頭がボーッとしてくることもあります。どうすればうまく食事をとる時間を捻出できるのでしょうか。（研修医1年目）

―― これまで通り、食べることを疎かにせんように。ちゃんと手ぇかけたもんを、ほどよい量だけ食べなはれ。食は即ち命やさかいに。
『花だより　みをつくし料理帖　特別巻』髙田郁　角川春樹事務所

　食事など二の次。仕事第一、休憩なんてもってのほか。のんびり食べているところを見つかったら上の先生に小言を言われてしまう、あるいは、上の先生より先に昼食をとるなんて雰囲気的に無理。そんな現場、今でもあるかもしれませんし、私たちが研修医のときはそんな感じでした。そして、それがカッコいいと思っていました。しかし、今の私の考えは180度違います。

　あることがきっかけでした。睡眠時間優先で朝食も食べずに出勤したその日は猛烈に忙しい真夏の1日。朝から高度脱水や熱中症など重症の患者さんが途切れず、昼食も水分もとれないまま午後へ突入し、15時くらいに搬送された患者さんへの手技を失敗してしまいました。普通の状況であれ

ばもう少し慎重な判断が働き、避けられたはずの出来事でした。救急という予測のできない場で働いている以上、忙しくなることはわかっているべきだったのに、自己管理ができていなかった結果、おそらく自分自身が低血糖、脱水状態となり、冷静な判断ができず、患者さんに不利益をもたらしてしまったのだと振り返って感じました。それ以来、何があっても朝食だけはしっかりとるようにしています。

　みなさんが私と同じような後悔をしないようにと願う、私からの現実的な提案は、仕事のある日も、一食は必ずきちんととることです。人によってその一食は変わってくると思います。朝しっかり食べられるのが一番いいと思いますが、例えば昼から長い手術が入るので体力がいる、というような場合は昼しっかり食べておくという方法もあるでしょう。放射線診断医など座っての仕事が長い先生の中には、眠くなるので昼は食べない、その代わり朝しっかり食べておく、という人もいます。

　朝は眠い、昼は忙しい、夜も遅い、どうしてもきちんと一食をとるのは無理、しかも上司の目も気になる、という人には小分け食も事前の策としておすすめです。これは登山家の加藤文太郎さんの山歩き法から学びました。単独行をポリシーとした彼は登山中食事のために休憩することなく、ポケットに入れておいた小魚などの携帯食を歩きながら食べることで栄養補給をしたと言われています。私も、忙しくなりそうな当直中などは、ひと口大のおにぎりを作って持っていき、ちょっとした合間に控室で口にするように心がけています。今はエネルギー補給用ゼリーやエネルギーバーなど便利な簡易食も売っていますので、準備する余裕もないときのためにそれらを病院に常備しています。

しかし、こんな食生活では心がすさんでしまいます。『みをつくし料理帖』番外編で語られる「食は即ち命」、「手ぇかけたもんをほど良い量食べる」というのはまさに食の本当の意味を端的に表した言葉と思います。食べることは自分を大事にすること。そして、自分を大事にできない人は他人を大事にすることもできない。私たちの仕事は患者さんを大事に思うところから始まります。自分を大事にできていない医者は患者さんを大事に思う余裕もなくなるでしょう。

　食を通じて自分を大事にするための、私の提案は二方向から。

　まずは、自分で自分のために食事を作る時間をもつこと。月１回でもいいのです。時間がちょっとでもできたとき、自分のために何かを作ってみてください。今はインターネットにレシピがあふれています。また、一から作らなくても、少しできているものもあるので、それを利用してもいいのです。余裕があれば複数品作ってみましょう。料理は段取りです。限られたスペースや食材を使い、複数の料理を作ることは、マルチタスクをこなすよい練習にもなります。何を食べたいのか自分のからだと対話することです。自分のために食事を作ることは自分を大切にする第一歩になります。

　もうひとつは自分のために作ってもらったものを食べる機会をもつこと。ご家族が作ってくださるなら最高ですが、そうもいかない場合は外食でよいのです。ただ作った人の顔が見える、作った人の思いが見えるお店を選んでください。決まった料理であっても今はあなたのために作ってくれた、そう感じられる料理を口にすれば、あなた自身が大事にされていることを実感するはずです。その思いは感謝の気持ちを生み、また、同じよ

うに人に返したいという思いにつながっていくのではないでしょうか。

　You are what you eat. とも言われます。何をどう食べるかによってあなた自身がどういう人に、どういう医師になっていくかが決まるといっても言い過ぎではないかもしれません。社会人としての生活が始まった今のうちに上手な食習慣ができてくれば、この後の生活も過ごしやすくなるはずです。あなたの食生活、ぜひ、振り返ってみてください。

> **食べることは自分を大事にすること。**
> **自分を大切にできなければ**
> **患者さんを大事に思うことなどできない**

仕事中の身だしなみでは
どんなことに気をつけたら
いいですか。

大学時代は好きな格好で大学に通えましたが、これからは社会人、ちゃんとした格好というのをしなければいけないのだろうなあと思います。医療者の身だしなみとして、注意すべき点を教えてください。（研修医1年目）

> —— "Presentation is vital." （服装も大事よ。）
> マーサ・ロジャーズ／『キャッスル〜ミステリー作家は事件がお好き
> （ミステリー作家のNY事件簿）』シーズン2、エピソード10

　日本でも銀行の窓口職員が制服でなく自由な服を着てよいことになった、というニュースが流れていました。働き方改革やクールビズの流れの一環なのかもしれませんが、服装と職業が1：1で結びつかない、自由さが許容される時代となってきているのを感じます。

　私たちが医者になった頃は、白衣もそれほどバリエーションはなく、私服と白衣を組み合わせてなんとかつくろっていた記憶があります。スクラブを着てオペ室以外に出たところを見つかったりしようものなら、麻酔科部長からきついお叱りが。スクラブは手術室以外に着て出るものじゃない！　ということです。しかし、米国へ病院見学に行った際、ドクターやナースが家から白衣やスクラブを着て、公共のバスに乗って出勤する場面

を見て、国によってなんて違うんだと唖然。そして今や、色とりどり、製造元もさまざまなスクラブが日本の病院でも普通に見られるようになりました（着て出勤する人は少ないと思いますが……）。

　そんなわけで、職業に従事する間の服装は時代によっても、環境によっても変化します。ただ、いつの時代もどんな職業でも変わらないコンセプト、それは「相手を不快にさせない身だしなみをする」ということであろうと思います。

　私たちの相対する相手は当然患者さんです。患者さんを不快にさせる身だしなみは避けねばなりません。

　Pediatric Advanced Life Support（PALS）の講習会が日本で始まった当初、"Coping with Death" という興味深いセッションがありました。交通事故に遭いERに運ばれた少年の死を、医者が両親に伝える場面をビデオにしたもので、まずは「よくない伝え方」バージョンを見て、参加者が「どう改善すべきか」をディスカッションします。その後、「好ましい伝え方の一例」のビデオを見ます。機会があればぜひもとの映像を見ていただきたいですが、よくない伝え方のほうでは血だらけの（おそらく患者である少年の）手袋をして防護用のガウンを着たまま、医師が出てきます。好ましい伝え方のほうでは、手袋を外し、ガウンも脱いだ医師が登場します。ただでさえ動揺している両親が、自分の子どものものかもしれない血液をつけた医療者を前に、冷静に話など聞けるわけもありません。駆け出し救急医のときに見て、相手の気持ちを考えた身なりの整え方の大切さを学んだ最初の機会だったと印象的に記憶しています。

たとえ高級な白衣を着ていても、患者さんがどう受け止めるかを考えていなければ何の意味もありません。人間の持つ大事な能力のひとつ、想像力がここでも試されます。

　顔なじみの患者さんで、あなたがどんな人間か、よくわかってくれていたら許容範囲は広がるかもしれません。しかし、研修医のあなたが今出会う患者さんは、おそらくほぼみなさん初対面のはずです。ご紹介したセリフは、テレビドラマ『キャッスル〜ミステリー作家は事件がお好き（ミステリー作家のNY事件簿）』の中で、初めてのインターンシップに向かう高校生のアレクシス（主人公キャッスルの娘）に祖母のマーサがかける言葉です。ここでのpresentationは身だしなみや振る舞いすべてをひっくるめて、自分をどう見せるかということを意味しています。初めての場所に、新人として行くのだから、その印象はとっても大事。私たち救急医も、一部の「常連さん」を除き、毎日診察する患者さんのほとんどが初対面です。初対面の患者さんに不快な思いをさせず、信頼してもらうにはどうすればよいか、みんな、考えて勤務に臨んでいます。

　といっても具体的に何に気をつければいいかわからないというあなた。今日から気をつけられることがひとつあります。それは、においです。嗅覚は五感の中で唯一、嗅細胞、嗅球を介して、大脳辺縁系に直接つながっています。大脳辺縁系は本能的な行動や喜怒哀楽などの感情に関連するため、においは記憶や感情を刺激すると言われています。あなたも子どもの頃になじんだけれど忘れていたにおいを突然かいで、昔の記憶がワッとよみがえる経験をしたことはありませんか？　特に患者さんは体調が悪いからこそ病院にいるわけで、そんなときに不快なにおいをかぎたいわけなどありません。欧米は香水でにおいを足す文化ですが、日本はにおいを消す文

化。病院で香水は歓迎されませんから、消すほうなら私たちの仕事になじみそうです。体調は体臭に出ますから、まずは体調管理。当直明けなど、シャワーを浴びることができればいいですが、そんな時間もないときは、ふき取り用のパウダーシートや洗い流さないシャンプーのウェットティッシュ版が役に立ちます。靴の消臭スプレーなども活躍するでしょう。タバコがどうしてもやめられない人もいるかもしれませんが、せめて、患者さんの前ではにおいをさせないように心がける。においに気をつけることは身だしなみの第一歩です。

　自分が今日出会う患者さんはただでさえ体調はしんどく、気落ちするニュースを受け取るかもしれません。患者さんのつらい思いをこれ以上ひどいものにしないために、あなたの身だしなみへのちょっとした気遣いが大切です。

> **身だしなみはまずにおいから。**
> **患者さんに不快な思いをさせないようにしよう**

化粧は誰のため？

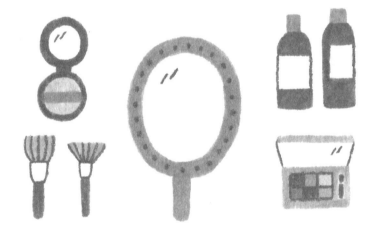

当直明けメイクを落として担当患者さんのところに行ったら、「どちらの先生ですか？」と言われてショックでした、という女性の後輩がいました。化粧をすればするで厚化粧だ、医者らしくないと言われる。しなければしないで、本人と気づいてもらえない……。全くどうすればいいのという感じですよね。患者さんからだけではなく、上司や同僚でも、顔を見て「今日は当直明け？」と当直明けでもないのに余計なことを聞いてくる人もいます。

女性であれば化粧、男性であれば髭そりは誰のためのもの？　いろいろな考え方があると思いますが、私は自分自身のため、と思っています。自信をもって気持ちよく活動するための手段のひとつです。厚化粧だ、当直明けの顔が別人だと言われて嫌な気分になるのであれば、ギャップを小さくすればよいのです。普段のメイクを少し抑え、当直明けでも多少のメイクをする。眉毛と少しの

リップを塗るだけでもギャップを埋められるのではないかと思います。職場を離れて過ごす日は、あなたのためだけに、思う存分好きなメイクをしてください。

ある小児科の先生ご本人からお聞きした話です。もともと薄毛を気にしておられた先生はある日一大決心をし、すべての髪を剃ってつるつる頭で出勤されました。いつも診ている患児が診察室に入ってきたときのこと。「知らない先生だ」と泣き出してしまったのですが、お母さんがとっさに放った言葉が気が利いていたと、笑って話してくださいました。「大丈夫、見た目はちょっと違うけど、中身はいつもの〇〇先生だから」。

大事なのは中身。でも、自分が自信をもって仕事をするために外見にちょっとした手をかけるのも大事。苦しいこともたくさんある医師生活も、工夫ひとつできっと心弾むものになるはずです。

当直明け、
寝ている間に1日が
終わっています。

週に1、2回は当直があります。当直中はほとんど寝ずの番。当直明けは
帰宅できますが、つい寝てしまい、起きたら夕方というパターンを繰り返
しています。翌日もなんだかボーッとして、仕事に身が入りません。医者
の生活はこんなもんだと言われても、こんな不規則な生活に慣れることが
できるのか不安です。（研修医1年目）

―― まずは自分の「引き金」を見つけよう。
　『GO WILD　野生の体を取り戻せ！　科学が教えるトレイルラン、低炭水化物食、
　　　　マインドフルネス』ジョン J.レイティ　NHK出版

　寝ても寝ても寝足りない、あなたのような時代が自分もあったなと懐か
しく思い返します。恐ろしいことに、歳をとってくると、眠くても寝られ
なくなるのですよ。残された時間が短くなるから自然に寝る間を惜しむの
だとかいいますけれど……。長く救急をやっている仲間の中には、不規則
な生活の中で睡眠をとるタイミングを見つけられず、睡眠薬に頼る人もい
ます。それが悪いわけではありませんが、うまく寝て、起きるときに起き
て、生活のリズムをある程度維持しておかないと、心にもからだにも不調
が生じて、臨床医の生活を続けることが難しくなってしまいます。将来的
に当直のない領域を選ぶという方策はあっても、研修医、専攻医の間は当

直から逃れることは多分できません。だとすれば当直明けの時間をどう使うか、今のうちに考えておいたほうがよさそうですね。

　睡眠は大事です。でも、当直明けにとめどなく寝てしまうと生活のリズムが狂ってしまいます。「これだけ寝れば体調が回復する」という長さは人によっても、また年齢によっても違うので、まずはその時間がどれくらいなのかを自分で把握しましょう。現在の私の場合は３時間寝られたらベストなので、横になって３時間休むように心がけています。ベッドで寝るとつい寝すぎてしまう、という人は、ソファなど普段とは違う場所で寝るというのも選択肢だと思います。

　目覚めたらなるべく体を動かしましょう。仮眠は大事ですが、午後に寝てしまうと、夜が寝られず、結局寝不足で翌日もしんどくて働けなくなるという悪循環にも陥りかねません。からだを使い適度に疲労することで、夜再度快適に寝ることができます。手っ取り早く、お金をかけずにできるのは散歩やジョギング。少し違った場所に行きたければ、スポーツジムで泳いだり、筋トレをしたり。私の仲間にはボルダリングを楽しんでいる人もいます。

　私は子どもの頃は体を動かすことが苦手でした。学校の体育の授業は言い訳をしてさぼったこともありましたし、大学生になって何がうれしかったかといえば、体育の授業や運動会がなくなったことでした。しかし、仕事を始めて不規則な生活に心やからだを蝕まれそうになって初めて、自分のからだのメンテナンスが大事であることに気がつき、加圧トレーニングや筋トレ、山歩きなどを始めるようになりました。「疲れているのによくそんなことするね！」と言われることがあります。しかし、実際やってみ

て気がついたのです。からだを動かすことは心のデトックスにつながるということに。疲れ切ったと思っていても、まだあんなことこんなことができるという達成感、自信。さらには、勤務中、なんだかぎくしゃくしてしまった患者さんとのやり取りや、いまひとつうまくいかなかった診療の記憶も、からだを動かしているうちに、まあ仕方ない、何とかなる、次はうまくいくはず、という前向きな気持ちにつながっていくのです。汗と一緒に仕事のもやもやが出ていくのです。まさに心のデトックス。騙されたと思ってやってみてください。

　ひとりでは続かない、あるいはどうすればよいかわからない、という人は一緒にからだを動かしてくれる仲間や、お尻を上手に叩いてやる気にさせてくれるトレーナーを見つけることをおすすめします。

　実際、ノルウェーの大規模コホート研究では、週1回、1時間程度、ウォーキングやスイミングなどの軽い運動を続けることがうつ病の予防になると報告しています（Am J Psychiatry. 2018;175:28-36, PMID28969440）。からだを動かすことが自分自身のもやもや解消につながるだけでなく、一緒に運動をする仲間ができたり、よい指導者に出会ったりして、人との交流が深まり新しい世界が開けていくことも、副次的効果として心の安定につながるのではないかと思います。

　何かひとつ、自分の生活を変える「引き金」を見つけましょう。私はからだを動かすことをおすすめしましたが、例えば音楽を聴くとか絵を描くとか、新しい趣味を見つけるのもいいかもしれません。ひとつ、変わるきっかけを得たらいろいろなことに気がつくようになって、どんどん生活が変わっていくことを実感するでしょう。疲れ切って自分の生活すらコン

トロールできていない医者に診てほしい患者さんはいません。患者さんを元気にしたければ、まず自分が元気でいなければ、ね。

**当直明けの時間の使い方は大事。
まず自分から心とからだを健康にしよう**

家族が忙しさに
理解を示してくれません。

昨年子どもが産まれました。妻は会社員の仕事を休んで子育てに専念しています。この前の土曜日、僕が子どもの面倒を見ている間、妻が友だちとのランチに出かけていたのですが、緊急処置の人手が足らないと呼び出され、結局妻に急いで戻ってもらうてん末になりました。久しぶりの友だちとの時間を楽しみにしていた妻はすっかりむくれてしまいました。翌日は１日口をきいてくれず、それ以来ぎくしゃくしています。無理もないのですが、でも、僕だって遊んでいるわけではありません。どうしたらいいのでしょう。（専攻医２年目）

――― 船長がよければ乗員乗客は幸せ。

『わたしはこうして執事になった』ロジーナ・ハリソン　白水社

　治外法権だと思われていた医療の世界にも働き方改革の波が押し寄せています。当直明けは帰宅できるようになった病院もあるでしょうし、土日の患者さんの急変は当直医が対応し、必ずしも主治医や担当医が出向かなくてもよくなった、という科もあるでしょう。しかしそれでも「呼び出しは下の先生から」という序列は変わらず、どうしてもあなたのようなフットワークの軽そうな世代から呼ばれてしまう現実も、まだまだ存在しています。

　性別に関係なく仕事と家庭生活のバランスをとることを目指すスウェー

デンでは、カップルがそれぞれ同じ期間仕事を休み、家事や子育てに専念することが法律で義務づけられています。社会に出てお金を稼いでいる自分のほうが大変だ、家事や子育ては24時間休みなしの重労働、といった言い争いは、お互いの状況を同程度経験することでなくなるというわけです。私はインスタグラムで好きなスウェーデンアスリートの日常を見て楽しんでいますが、彼が父親として子どもたちと過ごしている時間の長いことに、衝撃を受けています。ほぼ毎日、子どもと犬と一緒にいる写真が更新されるのですが、それも、家でただ一緒にいる写真ではない。野山を駆け巡ったり、一緒にスキーをしたり、料理をしたり、と、一緒に何か活動している写真なわけです。日本もそうなったらいいのに、と思いますが、いいことばかりでもないのは生の声から想像もできます。かの国の大学病院を見学に訪れた日本人の先生は、時間外だというのにかなり高齢の先生たちばかりに出迎えられたことに驚きました。曰く「この国では、若い先生たちは家庭を重視しないといけないからね。みんな家族と過ごしている。その代わり、子育ての終わった僕たち世代が働くんだよ」。

　スウェーデンのようなシステムが日本に導入されたら子育て世代の生き方は大きく変わるとは思いますが、その代わりに歳をとってからの時間を犠牲にせざるを得ないかもしれない。そういう図式を私たちの社会が歓迎するかどうか、なかなか難しいところだと思います。となると、環境をすぐに変えるのが難しければ、私たちの心の持ちようを変えるしかありません。

　マレーシアに移り住んだ日本人女性のブログが面白いのですが、日本とは全く違う、自分の心に素直に生きる価値観に驚かされます。子どもの学校のバザーでは親がお金を握りしめて、露店に並び楽しそうにご飯をほ

おばる。子どもをベビーシッターに預けて自分たちは旅行に行く。そんな環境で子どもがまともに育つんだろうか、と日本人的価値観で半信半疑に観察していたブロガーさんは、反抗期もなく素直に育ち、独立して海外各国で活躍する彼らの成長を目の当たりにします。マレーシアの人々のポリシー、それは「人生は短い、楽しまなければ」なのだそうです。子どものため、仕事のため、と我慢して眉根にしわを寄せたような顔を子どもたちに見せ続けるほうが問題である。自分たちが楽しく過ごしている姿を見せることが一番の教育。そんな感じではないかと思います。

　このブログを読んだとき、私は「船長がよければ乗員乗客は幸せ」という一文を思い出しました。英国史に残る有名執事、エドウィン・リーのもとで働き、その後、出世した人々が彼の思い出を語る中で残した言葉です。使用人たちのリーダー、船長のような立場であるエドウィン・リーが、本音はいろいろあったかもしれませんが、でも、自分の仕事を楽しみ、誇りを持っている姿を部下の使用人たちに見せることによって、乗員である彼らがやりがいを感じ、幸せな気持ちで働くことができたということを意味しています。

　イギリスの大きな貴族のお屋敷での使用人たちは、ひとつの家族のようなものだったと言われていますので、この言葉は今の日本の家族にも当てはめることができるのではないかと感じます。あなたの仕事の大変さは想像できます。でも、いつも疲れた顔をして家に帰っていませんか？　指導医が理不尽なことばかり言う、看護師さんも動いてくれない、患者さんは重症ばかり、休む暇がないとネガティブな言葉ばかり発していませんか？あなたの心の動きは周りの人に必ず伝わります。仕事が楽しくない、大変なことばかりだ、という発言を繰り返していたら、家族も一緒に落ち込ん

でしまいます。こんなに忙しいのに家のことまでやらされて、と悪循環に陥ります。逆にあなたが自分の仕事に誇りとやりがいを持ち、楽しく働いているなら、その思いは家族にも伝わるでしょう。呼び出されて本当に申し訳ないけれど、でも、これは自分しかできない仕事なんだ、自分にとって楽しくやりがいのあることなんだ。心の底からそう思えなくても、多少の「ふり」はできませんか？　それでもいいんです。その思いが伝われば違ってくるのではないでしょうか。

　そしてもうひとつ、どの国でもいつの時代でも忘れてはいけないこと、それは感謝の気持ちを表すことです。「感謝は愛と同じだ。毎日新しくしていかないと、死に絶えてしまう」（『ヒューマン・ファクター』グレアム・グリーン、早川書房）と、グレアム・グリーンも語っています。

　大変な状況であればあるほど、楽しく。あるいは、楽しそうに。そして、感謝の気持ちを伝えつづけることを忘れずに。今日からでも、できますよ。

すべてはあなたの態度次第

一緒に時間を過ごす
友人がいません。

研修医になってすっかり生活が変わりました。夜も休日も呼び出されるかもしれないと思うと友だちとご飯も食べに行けません。当直明けは帰って寝るだけ。生活も不規則なので、毎週同じ曜日が休みで予定のたつ他の職種の友人たちと会う機会もすっかりなくなってしまいました。このまま、職場以外で話す友人はいなくなってしまうのでしょうか？（研修医1年目）

――― 寒いことが、人の気持ちを暖めるんだ。離れていることが、人と人とを
　　　近づけるんだ。

『旅をする木』星野道夫　文藝春秋

　ちょっとずつ変わってきているとは思いますが、やはり、研修医の先生たちがなにかと忙しいのは確かです。看護師さんにとっては呼び出しやすい、電話をかけやすいというのもあるでしょう。なんでも経験して勉強するべき時期なのだから当たり前という考え方もあるでしょうし、何より、まだ勝手がわからないので、ちょっとしたことにも時間がかかってしまい、気がついたらこんな時間に……ということもあるでしょうね。私自身を振り返っても研修医1年目、2年目のときは仕事以外の記憶は断片的にしか思い出せません。

　くたびれ果てて誰にも会わずに寝ていたいという人もいる一方で、あなたのように会えない友だちを恋しく思う人も当然いるはず。しかし、時間

がままならないのも現実です。でも、こんな時間がずっと続くわけではありません。私も社会人になって20年がたち、少しずつ周りを見る余裕が出てくる中で、まだ字も書けなかった頃からの幼馴染や、遠く離れた郷里の高校時代の友人たちや、大学時代の同級生たち、過去に勤務した病院の友人たちと、さまざまな時代の友人たちとの交流が復活してきています。歳を重ねて再会し、変わらないところ、変わったところを発見して感激しあうのも楽しいもの。あなたにもそんなときが必ず来ます。

　では、それまでどうやって過ごすか。私は、「ひとりの時間を楽しむ方法を見つけること」をおすすめします。ひとりだから寂しい、ではなく、ひとりだからこそ楽しい、と感じる時間を過ごせるようになるのです。でも、どうすればいいのかわからないというあなた。なんでもいいんです。家でストレッチしてもいいし、その辺を散策してもいいし、自分のために料理をしてもいいし、楽器を始めてもいいし、絵を描くのもいいし、ゲームをしてもいいし、一人旅にでてもいい。ひとりでできることが、たくさんあります。中でも手っ取り早くておすすめなのは読書ですね。読書こそひとりでなければ楽しめないものです。本の中では普段の生活では出会うことができないような人に出会い、一生の間には行けないであろう場所に旅することができます。ひとりの時間を楽しみながら、架空の人生経験も楽しむことができる。しかもお金もそれほどかかりません。今日、今からでもできます。

　もちろん、何も特別なことをしなくていいんです。ひとりでボーッとして、自分の心の声に耳を傾けるのも大事なひとりの時間です。

　「いや、私はひとりじゃなく、友だちと時間をともにしたいんです」。あ

なたはそう言うかもしれません。まあ焦らずに。ひとりを楽しむのは、いつかやってくる友だちとの時間を豊かにするための準備期間なのです。一方通行の人間関係は遅かれ早かれ破綻します。お互いに、与えるもの、受け取るもののやりとりがあってこそ長続きするよい関係になります。与えるとか受け取るとかいっても、「物」の話だと勘違いしないでください。あなた自身が発する言葉、醸し出す印象、アイデア、ものの見方、そういった目に見えないメッセージが、あなたが「与える」ものになるのです。あなたにとって一緒にいて居心地がいい友だち、また会いたいなという友だちはきっとこういうものを発信している人のはず。この人はすごいな、こんなふうになりたいな、自分にはない考えを持っているな、違う世界を知っているなと思うような友だちとの関係は、たとえ何かの事情で一瞬途切れても、どこかで復活して続いていきます。あなたがそういう「与えるもの」を持った人になるために、「ひとりの時間」を大切に過ごしましょう。あなた自身が自分で選んで、考えて、体験や感動を積み重ねていくことは、豊かな未来のあなたに必ずつながります。

　医者も結構孤独な仕事です。研修医の今は周りに守られていて気がつかないと思いますが、いつかリーダーとなってひとりで判断を下すときが必ずきます。相談に乗ってくれる人を探すこともできない緊急事態もあります。そんなとき自分を信じ、ひとりでも冷静に判断できるかどうか、これも、普段からの「ひとりを楽しむ練習」の成果が現れる瞬間です。

　離れていても、ひとり心豊かに過ごしていれば、いつか懐かしい友人や家族と再会したときさらに強い結びつきができる。家族や友人と離れてアラスカやカムチャッカの大地を歩き、数々の美しい写真や心に残る文章を残した星野道夫さんは、まさに自分自身が感じていることを、今回ご紹介

したイヌイットの言葉に重ねていたのではないかと思います。

　まあ、ひとりの時間を楽しみすぎていると、私のように「行き遅れた」人になってしまうという副作用も懸念されますが、それも人生。ひとりの時間を楽しむあなたの周りには、いつかきっと、たくさんの愉快な仲間が集まってきます。

> **ひとりの時間も楽しめるようになろう。**
> **そうすれば仲間も自然に集まってくる**

健康相談ばかりされます。

年末が近づくと憂鬱になります。実家で家族や親類の健康に関する質問攻めにあうからです。親類一族で医療関係者は自分だけ。しかも、高齢者が多いので、自然と話題は健康の話になり、健康相談の集中砲火を受けます。まだわからないことも多いので、返答に困ってしまいます。どう対処したらいいのでしょう。（研修医1年目）

―― だが、面倒を見られる側から見る側へ変わるというのがどういうことなのか、その感覚はけっして口で教えられるものではない。自分自身で感じなければならないのだ。そして一度知ってしまったら、もう後戻りすることはできない。

『ヒルビリー・エレジー　アメリカの繁栄から取り残された白人たち』
J.D.ヴァンス　光文社

　10年近く通い続けている美容室で、自分が医者であるということを一度も話題に挙げていないという友人がいます。くつろぎの場所で健康相談とか仕事に関係することを聞かれたくないから、というのがその理由です。わからないでもありません。緊急呼び出しでタクシーに乗り、仮眠をとろうと目をつぶったら、「こんな時間に大変だね。病院ってことはもしかしてお医者さん？」などと、シャーロックばりの洞察力を持つ運転手さんに見抜かれ、自分や知人の健康問題に関して質問攻めにあい、仕事前にぐったりしてしまったという経験がある同業者は多いことと思います。

　みんな、どうしてそんなに質問したがるのでしょう？　答えは簡単で

す。医療が扱う「からだ」（あるいは「心」）はすべての人が所有している
ものだからです。例えば運転免許もなく、自分の車も持っていない人が、
自動車会社に勤務する人を質問攻めにすることはあまりないでしょう。か
らだや心はみんなが持っているからこそ、その状態に大なり小なり関心を
持つ、あるいは、持たざるを得ないわけです。そこにちょうど「専門家」
が登場すれば、日頃気になっていたことを聞いてみよう、と思うのはやむ
を得ないことではあるでしょう。

　そう考えてみると、私たちが選んだ仕事は興味深いと思いませんか？　地
球上のすべての人の人生に関わる可能性がある仕事。誰もが関心を持つ、
持たざるを得ないことをなりわいにするというのは、人との交流の可能性
が際限なく広がっていくということを意味します。となれば、この貴重な
経験の一部である「健康相談」も、楽しむしかないのではないでしょうか。

　そう気持ちを切り替えたうえで、あなたのお悩みを検討してみましょう。
親族というのはありがたいものです。あなたがまだまだ経験の浅い研修医
であっても、一人前の医者として扱ってくれ、質問を投げかけてくれるの
ですから。考えてみてください。質問を投げかけてくる人たちに、あなた
もこれまでいろいろなことを問い、教えてもらってきたはずです。この人
たちのおかげで、今のあなたがあるのではないですか？　ということは、
今度はあなたが答える番、お世話になった人たちに恩返しをする番です。

　「ヒルビリー」とは、もともとはアメリカの田舎の白人音楽を指す言葉
ですが、そこから派生して「成功者とは言えない地方の白人たち」として
使われるようになりました。この「ヒルビリー」のひとりと自称する著者
が、なぜドナルド・トランプが「ヒルビリー」の熱狂的支持を受けて大統

領となったのか、それを分析したのが『ヒルビリー・エレジー　アメリカの繁栄から取り残された白人たち』です（とはいえ、著者自身がトランプ支持者というわけではないようです）。著者は次々変わる父親と、子どもの教育など全く興味のない母親の間で翻弄されながらも、信念と愛情に満ちた母方の祖母の庇護を受けて成長し、紆余曲折を経てロースクールを卒業、いわゆる成功者のひとりとなりました。成人に近づくにつれ、経済的にも肉体的にも、逆に祖母を支える立場となっていき、「面倒を見られる側」から「見る側」へ変わっていくことの責任、喜びを実感します。自身の不遇を環境のせいにし、文句だけを言いながら流されていく他の「ヒルビリー」と一線を画した生き方です。日本人のポリシーを表す言葉のひとつ「おかげさま（他人のおかげで恩恵をいただいているという考え方）」と同じ概念が、表現を変えて、この本の中で語られていることを感じて共感するのも、この本が日本で話題となった理由のひとつではないかと感じています。

　あなたが親族のみなさんの健康相談に乗るのもこれまでの恩返し。そう思って、ひとまず耳を傾けてみてはどうですか。もちろん、答えられない質問はたくさんあるでしょう。無責任な答えからトラブルになってはいけませんので、私自身は、完全に自分の専門外であることについては、正直に「わかりません」と答えています。そのうえで、後日調べたり、信頼できる専門家に聞いたりして、あくまで非専門家の参考意見ですと念を押してから、伝えるようにしています。たとえ時間が経過していても、自分の質問をないがしろにせず覚えていてくれたというだけで、喜んでくれる人は多いです。また、全く興味のなかった領域について調べることで、思いがけない知識を得、自分の勉強になるという副次的効果もあったりします。

聞かれるばかりでももちろん疲れてしまいます。人生の先輩である周り
のみなさんに大人としての心構えや社会人としての立ち居振る舞いを質問し
てみるのもよいかもしれません。場も盛り上がるでしょうし、あなた自身
が健康相談ばかり受ける時間も減って、ちょっと疲労が軽減されるかも。
これで、今年の帰省対策は万全ですね！？

> いろいろな人のおかげで、今がある。
> 健康相談も恩返し

仕事のしんどさについて
愚痴を言う相手がいません。

患者さんとのコミュニケーションも難しいし、学校で学んだことがそのまま使えるわけでもないし、当直は寝られないし、研修医生活は本当に大変。と、この前会社勤めをしている友人に電話で愚痴を言ったら、「でも結局医者は給料も良いし、将来も保証されているしいいじゃない」と返されてしまいました。仕事のしんどさについて愚痴を言える相手がいないのはつらいです。（研修医1年目）

> —— 唯一の救いは、生存者仲間と話すことだと、彼女は書いています。仲間は収容所での暮らしの現実を知っている。こちらが話せば、みんなも話してくれる。みんなで話し、毒づき、泣き、つぎつぎに物語が語られる —— 悲劇的な話、信じられない話。ときには一緒に笑いもする。本当に救われると、彼女は言っています。
> 『ガーンジー島の読書会』メアリー・アン・シェイファー 他著　イースト・プレス

　子育て世代のビジネスパーソンが読みそうな雑誌を見ると、子どもをいかに医学部へ入れるか、という特集を頻繁に目にします。テレビの街角インタビューでも将来なりたいもの、と聞かれて「お医者さん」と答える子どもも増えている気がします。一部の「セレブ医師」、「タレント医師」がマスコミにもてはやされるような風潮も一時期ありました。一度なればよほどとんでもないことをしない限り資格としては安定していて、収入もそこそこあり、社会的にも認められた仕事である。それが世間一般の医者と

いう職業に対するイメージだからこそ、子どもをその職業につかせたいという親がいるのでしょう。忙しいと言ったって恵まれているじゃないか、そう言われてしまうのもこのイメージからすれば無理もないのかもしれません。しかし、患者さんの命を左右する決断や処置を、一分一秒単位で行わなければいけない日々が続く我々の仕事は、決して楽なものではありません。身を削るような思いで毎日をなんとか乗り越えているような気分になり、精神的にも肉体的にも痩せていっているなぁと感じた時期がありました。

　ぎりぎりの気持ちは、同じような体験をした人にしかわかってもらえない。それは事実です。パートナーも同じ医者であっても、科が全く違ったり、臨床医と研究者であったりすると、職場での悩みを相談しても全然かみ合わないという話もよく聞きます。あなたも逆の立場から想像してみてください。会社勤めの友人が語る、上司とのあつれきや、取引先への気遣い、納期が厳しいだの、営業のノルマがカツカツだの、といった愚痴を心底共感して聞くことは、よほど経験値の高い人でない限り、難しいのではないでしょうか。

　そんなとき助けになるのはやはり、同じ体験をしている仲間と語ることです。研修医生活の愚痴や相談事は、同じ病院で同じ研修医経験をしている同期や、過去に経験してきた先輩と語り合うのが一番。具体的な出来事に関する悩みであれば、その出来事を一緒に体験した他職種の人たちと語り合うのがよいでしょう。今の私などは、指導をすべき後輩の先生について、「なぜ同じように指導しても彼（彼女）はうまくいかないんだろうか、自分の指導方法が悪いのだろうか」と悩むことが数多くありますが、そんなときも同じように指導的立場にある同僚と話すと「いや、実は自分も同じ

後輩に対しては苦労していて」という話を聞くことができ、自分だけじゃなかったんだとホッとすることがあります。この、「自分だけじゃない」と感じるのは、心の健康を保つのにとても大事なことではないかと感じています。自分だけが悩んでいる、苦労していると感じると、どんどん袋小路に入ってしまい、解決法も見つけられなくなります。同じことで悩んでいる人がいる、と知るだけで重荷は分散され、あなたへの負担は軽くなります。それだけでも十分効果はありますし、時には自分の思ってもみなかったような解決策を、仲間との会話から見つけられるという副次的効果もあるかもしれません。

　ガーンジー島は英仏海峡に浮かぶ、イギリス領チャネル諸島のひとつ。小さく素朴な島ですが、第二次世界大戦中はドイツ軍に占領され、島民は厳しい軟禁生活を強いられました。『ガーンジー島の読書会』では、戦後のロンドンに暮らす主人公がひょんなことから島民と手紙のやりとりをするようになり、島民の歴史を知るとともに、自分自身の人生も大きく変化していく経過がつづられています。つらい占領下の生活を耐え忍んだ、そもそも口数の少ない島民たちが気持ちを表出できるのは、やはり同じ体験をした島民たちと語り合うときでした。私たちの日々の体験は、もちろん、戦時下の厳しさとは比べ物になりませんが、それでも毎日感情を揺さぶられる仕事です。切迫した場面で下した結論が正しかったのかどうか、悩み続けることもまれではありません。そんな思いはできるだけ長い間溜め置かずに、気持ちが揺れているそのとき、同じ体験をした、あるいはしているだろうと思える人と話してください。全部話せなくてもいいんです。ちょっと話して、大丈夫そうな相手なら、場や時を変えてまた話すのもありです。少し話して、「そうだよねー」と言ってもらうだけでいいんです。人にちょっと背負ってもらうことで、あなたの気持ちにまた余裕が生まれ

て、明日、その余裕の分、よい仕事ができます。

　もちろん同じ領域以外の友人は不要という意味では全くありません。むしろ逆です。私たちはたくさんの人と出会う仕事でありながら医療という閉鎖的な世界で暮らしていくので、違う価値観を教えてくれる他領域の人と交流するのはすごく大事なことです。ただ、自分がくたびれているときは、まずは共通体験をした人と気持ちを分かち合いましょう。自分で咀嚼して、余裕ができてきたら、違う世界の人たちからまた刺激をもらえばいいのだと思うのです。

　そんな負担を仲間にかけていいのかと思う気の優しいあなた、気にしなくていいんですよ。いつかあなたが、仲間が同じように悩んでいるときに聞いてあげれば。そういうよい仲間、一生の仲間を見つけられる研修医生活を送ってください。

> 悩み、愚痴は同じ経験をしている人と
> 分かち合って減らそう

たくさんの人と会おう

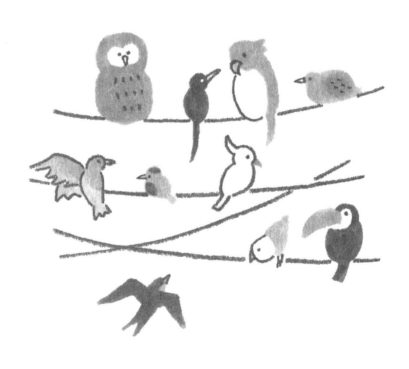

同じ経験をしている人と思いを分かち合うのが大事と言いました。ただそれはあなたの人生の必要条件であって、十分条件ではないと思うのです。

　新型コロナウイルスがアジアで流行しはじめた当初、たくさんのアジア人が世界で差別を受けたと報道されました。海外に住む知人らも、安心して街中を歩けなかったと言いました。逆の立場で考えてみたら、確かにアジア系の人を避けたい感情も起こるかもしれません。ただ、自分がアメリカ人だとして、親しい友人に中国人や日本人がいたら、差別的な行為や発言はできないんじゃないかと思いませんか？　世界を旅してエッセイを書いたり映像を発信しているたかのてるこさんも、「紛争を防ぐ近道は、個人が世界を旅して各国の人と友人になることだ」と語っています。そうすればその国の出来事が他人事ではなくなり、けんかしたり攻撃したりするのをやめようとい

う声が大きくなるはずだというのです。

　私たちが臨床現場で出会う患者さんは、医療職以外の人がほとんどです。生活習慣の改善を促してもなぜうまくいかないのか、入院をすすめてもなぜ拒否されるのか、病状説明を理解してもらえないのはなぜなのか……。医療者と患者さんの間でうまく理解が進まない背景には、医療者が患者さんの生活背景そのものを理解できていないという要因が結構あると感じます。いろいろな文化、信条、宗教が存在することを前提として、それぞれの世界を知ることは私たちが臨床医として患者さんを理解するうえでとても大事なことだと思います。医療者の友人も大事ですが、決してその世界だけにとどまらないように。医療バカにならないように。時には病院を飛び出して、全く違う世界の友人をつくりに出かけてください。

仕事漬けで、
いいんでしょうか。

休日もつい不安で、なんとなく病院に行ってしまいます。家と病院の往復
だけの生活が続いています。熱心だねと感心されますが、このままで、い
いんだろうか、とも思います。みんな仕事以外の時間をどんなふうに使っ
ているのでしょう。(研修医2年目)

> —— 日常の生活とは別の世界が、いつでも行ける距離にあって、そこに行き
> さえすれば自分自身に立ち返って安らげるということが、人生において
> は稀有なことであり、自分を救ってくれることにもなると思う。
>
> 『街と山のあいだ』若菜晃子　アノニマ・スタジオ

　先日ある取材で「研修医のとき出会った心に残る一曲を教えてください」
と言われたとき、ハッと気がつきました。研修医時代だけすっぽりと、文
化的生活の記憶が抜け落ちていることに……。映画を観るのも音楽を聴く
のも好きですが、研修医のときは途中で呼び出されるのが頻回で諦めてし
まい、映画館にも行かなくなりました。音楽は家で聴けるはずですが、新
しい曲を探す気力も出会う機会もなかったのでしょう。思い出の曲は、大
学時代までと社会生活が落ち着いてからのものしか思い浮かびませんでし
た。そんな時代に自分の心のバランスを維持してくれていたものはなんな
のだろう。そう振り返ったとき、自然との触れ合いがそのひとつであった
ことに気がつきました。

図らずも医師国家試験に落ち、研修医として忙しい日々を送る同級生に羨望の眼差しを向けながら、何者でもない自分に悶々としていた時代がありました。少しでも医療に触れたいという思いから参加したのが、山小屋の診療所のボランティアでした。いわゆる日本アルプスと呼ばれる山系や富士山、上高地など医療アクセスの悪い場所に建つ山小屋には「夏山診療所」という施設が附属していることがあります。主として夏の登山シーズンにオープンし、具合の悪くなった人を診療する場所です。常駐スタッフはおらず、ボランティアの医師や看護師が交替で登ってきて診療に当たります。それまで田舎の里山以外足を踏み入れたこともない私は、滑る運動靴で苦戦しながら小屋にたどり着き、その日のボランティアの先生や看護師さん、学生さんとともに診療のお手伝いをしました。夜、降るような星空を見上げて感じたこと、それは、仲間に取り残されて悲しんでいる自分なんてこの広い宇宙ではちっぽけな存在だ、そんなちっぽけな自分の悩みなんて取るに足らないことだという事実でした。この体験は自分の中でターニングポイントとなり、残り半年程度の国家試験浪人期間をなんとか前向きに乗り切ることができました。

　「研修医の鑑だね」、そうあなたを評価する人もいるでしょう。でも、私はそうは思いません。病院は狭い世界です。研修医であっても医者は診療のリーダーとして、それなりに尊重してもらえます。どんなにできた人でも自分が偉い人間なのだと勘違いしがちになります。また、生命をコントロールするかのような行為を繰り返していると、知らず知らずのうちに傲慢になります。そうならないために、時には職場を出て、全く違う環境で、自分を冷静に見つめ直すことが必要だと思うのです。

　私のおすすめは自然の中に身を置くことです。キャンプでも釣りでもト

レッキングでも、なんでもいいのです。自然は自分の思う通りになりません。朝は晴れていたのに急に雨が降ってきたり、寒かったり暑かったり、あると思っていた道がなかったり、想像以上に道が険しかったり、嫌いな虫がたくさんいたり、思うように釣れなかったり……。ままならないものを相手にしたとき、自分の小ささがわかります。大きな自然に対峙したとき、自分のわがままなど通らないことを実感します。病院という小さな世界で、それなりに大事にされ、我が物顔で振る舞いがちになっていた自分に気がつくまたとない機会になるはずです。

　自然は命の大切さも教えてくれます。小さな花や生き物に出会うことからも学びますが、例えば大きな山、海、川で自分がひとりのとき、ここで何か起こって動けなくなっても助けてくれる人はいない、ここで死んでいくしかないだろう。そう感じた瞬間、命の重みがぐっと現実味を増します。毎日、生命のやりとりをする医療現場にいると、命の重さというものに良くも悪くも鈍感になっていきます。そうならないとやっていられないという面も確かにあるのですが、そのままいくと、いつか生死に対する患者さんの感覚との間に大きな溝ができてしまいます。生きているとはどういうことか、死とはどういうことか、言葉ではなかなか説明しづらいこの究極の質問に対する答えを、自分自身の感覚として与えてくれるのが自然であろうと思うのです。

　冒険家、写真家の石川直樹さんは「心の中に島を持て」と言いました。心の中に思い浮かべることで、自分を本来の場所に立ち返らせてくれるような場所、あるいは、追い詰められたときにもそこへ避難すれば落ち着くような場所を心の中に持ちなさいという意味だと解釈しています。私にとっての「島」はあのとき訪れた山の風景です。あなたにとっての島はどこで

すか？　まだ見つけていないなら、病院を出て、さあ、探しに行きましょ
う。

> **時には病院を出よう。**
> **ちっぽけな自分を自覚するために。**
> **命の重みを知るために**

本・ドラマ・映画の紹介

祖父の跡を継いで新米僧侶になった密成さん。高野山大学での勉強も初体験なら、お坊さんになってお葬式をあげるのも初体験。密成さんは僧侶然とあろうとするのではなく、「自分は新人で、みなさんに教えてもらうのです」という気持ちを隠さないことで、周りから温かく迎えられている。何事にも初めてがあるからこそ素晴らしいのだ。

モンベル創業者で、自身も登山をはじめ数々のアウトドアを楽しむ辰野さんが、日本でもアウトドアを楽しむためのちゃんとした製品を作りたいという熱意のもとに会社を立ち上げ、成功するまでの過程にワクワクさせられる。リーダー論としても学ぶところは多い。

アメリカの小説家で、中国SF翻訳の第一人者、ケン・リュウの短編集第3作。「人とは何か」、「生きているとはどういうことか」、「からだと精神の境目はあるのか」など、医学にも共通する普遍的なテーマが独自の世界の中でさまざまに形を変えて描かれている。特に「介護士」は秀逸。前作『紙の動物園』、『母の記憶に』にも甲乙つけがたい名作がちりばめられている。SF食わず嫌いの方にもぜひ。

山小屋を訪れるたび、お風呂も毎日入れないような、こんな過酷な環境をわざわざ選んで働くスタッフって、いったいどんな人たちなんだろう……と想像を巡らせてきた。結局、私たちと変わらないごく普通の人たちが働いている（ちょっとだけ体力には優れているかも）ということを知ると同時に、彼らスタッフが登山者の安全を願い、時には厳しい言葉もかける姿は、私たち医療者の患者さんに対する思いと似ているなとも思う。

法人類学者テンペランス・ブレナンと、FBI特別捜査官シーリー・ブースがコンビを組んで殺人事件を解決していくドラマシリーズ。法人類学という耳慣れない分野だが、骨から人物や受傷機転、疾患を突き止める過程は特に解剖学や法医学が好きだった研修医のみなさんにおすすめ。毎回マスクもせずに解剖しているのはご愛敬!?　プレ

ナンは職場にいるとちょっと扱いに困る個性的な人物だが、歯に衣着せぬ物言いに溜飲が下がる場面も多い。コミュニケーション力の高いブレナンを取り巻く人々の言動も勉強になる。セリフもとても聞き取りやすいので、英語の勉強にもおすすめ。

『みをつくし料理帖』は上方で天災により両親を失い、天涯孤独となった澪が、江戸に出て、苦労を乗り越え女料理人として夢を追いかける長編小説。実は彼女の夢は料理人としての成功だけじゃなく……というところも話のミソなのだ。おいしそうな料理、大阪と東京の食文化の違い、女性が社会で生きていくことの難しさ。胸に響くテーマはいつの時代も変わらない。幸せになってほしいと願わずにはいられない主人公が、ちゃんと幸せになった後日談が語られるのがこの特別巻。p.108で紹介した本編と合わせて楽しんでいただきたい。澪厳選の本編巻末レシピは休日にぜひ挑戦を。

説明はいらないくらい世界中で大ヒットしたイギリス発のドラマ。タイタニック号沈没の時代から10年余りの間に、貴族社会と使用人社会が大きく変化していく様を描く。どこの国の人も、どんな階級の人も、どんな時代の人も結局同じようなことで悩み苦しみ、幸せを感じるのだなあと思う。個人的には女性が時代とともにどんどん自由になり存在感が増していくのが興味深い。お屋敷「ダウントン・アビー」は戦時中病院としても使われた。死が日常の中で、遠い存在ではなかった時代。

病院で患者さんを看取ると私たちの医療者としての仕事は終わるが、その後も遺族の人生は続いていくのだということを実感する。そしてどんなにつらいことでも人は受け入れて人生を歩むしかないのだと思い知らされる。人は強い。再生する。9つの命を持つといわれる猫に負けていないと思う。猫好きな人にはクレオの愛らしさや気高さを、そうでない人には人間のもろさや強さ、やさしさを、このノンフィクションを通して感じていただければと思う。

ロバート・ムーア 著・岩崎晋也 訳　エイアンドエフ

道の本って何？　と思った。しかし確かに道は私たちの日常生活で毎日遭遇（使用）しているものだ。その道を昆虫、動物、人、と小さいものから大きなものへの視点、そして5億年前から現代までという時系列での視点の2方向からたどる。さらには精神的な「道」についても語る。この本の奥深さを数文で語ることはとてもできないので、道に迷っているあなた、ぜひ手に取ってみてください。

人のものを借りたら必ず返す。「ありがとう」を言う。そんなことを子どもの頃から教えられてきた私たちにはかなりびっくりする世界がそこには広がっている。でも、考えてみれば、所有という感覚がなければ争いも起きないし、そうすると「ごめんなさい」と謝る必要もない。職場や家庭のコミュニケーションに疲れているあなた、こんな世界もあるのだと知ったらちょっと気持ちを立て直せるかも。この世界で暮らしてみたいかどうかは、また別だけど……。

長く穂高岳山荘で働き、穂高連峰での山岳救助にも携わり、しかし山ではなく海で亡くなってしまった宮田八郎さんの未発表原稿からなるエッセイ。NHKでもドキュメンタリー映像が放映され話題となった。人命救助という点では医療と似ているなと思って読んでいたが、考えてみたら全然違う。私たちは安全な病院（せいぜいプレホスピタル）で患者さんを迎えるだけで自分の命が危険にさらされることはめったにない。山岳レスキューの人たちは一歩間違えば自分も命を落としかねない。しかも毎回異なる現場でぎりぎりの判断をしながら他人を助けようとしているのだ。毎日の仕事をつらいなんて言ってはいけないなと実感する。

ロジーナ・ハリソン 著・新井潤美 監・新井雅代 訳　白水社

個性的と言えば聞こえはいいけれど、ただのわがままにも見える子爵婦人に長く仕えたメイドの回想録である。ただ、「仕えた」という言葉は適切ではないかもしれないくらい、気持ちは対等。子爵婦人も言いたい放題ハリソンに言うが、ハリソンも負けずに言い返す。その中には的確な指摘がたくさんあり、子爵婦人はそれを受け入れる度量の広さも持っている。自分はこんな人の下で働きたくはないけれど、特に女性同士の、上司一部下の関係を考えるうえでも参考になる。

音楽にはあまり興味がないが、アバドが亡くなったときの新聞記事を読み興味を持った。子どもたちが音楽に興味をもつことを目的に書かれた絵本だと思われるが、アバド自身の音楽への愛がひしひしと感じられる。子どもに楽器を習わせたいと思っているお父さんお母さんにおすすめ。

初めて読むノルウェーの本が大工さんの日記になるとは私も思っていなかった。しかしこれは人生論、哲学書だと思う。遠い北国の大工さんが語る、仕事を通じて感じること、親方や見習いとの関係で考えること、はそのまま私たちが日々感じていることと重なる。挿絵も豊富でかわいらしく、建築など全く興味がなくても楽しく読める。いや、これを読むと家を建てたくなってしまうかもしれませんが……。

アメリカで最も愛された大統領と言われるセオドア・ルーズベルトが、当時は出馬可能だった3度目の大統領選に落選した後、もともとの夢だったアマゾン奥地の未開の川（現在はリオ・ルーズベルトと名前がついている）の探検に乗り出した一部始終を描いている。「リーダーシップ」とは、「父親」とは、「チームワーク」とは。冒険譚に心躍らせつついろいろなことを考えさせられる。よくわからない病態の患者さんに接するときはまさに未開の地を開拓するような気持ちになるので、ルーズベルト隊の心情に共感してしまうのは私だけだろうか。リタイア後の生活に悩んでいるお父さんにもご紹介ください。

人は亡くなって肉体的には消滅しても、残る人たちの中にその存在を残してゆく、まさに「譲り」葉であることを、一番たくさん死を見、心が死に対して麻痺してしまったように感じている、葬儀会社に勤務する主人公の再生を絡めて描いた小説。私たちが亡くなった患者さんを病院から送り出した後、こういう人たちの力を借りて、ご家族が新しく生き始めてくれていたらいいなあと思う。当時30代の若さでこんな本を書いてしまう著者の感性の豊かさにも驚く。

足のケガで走れなくなった身長193cm、体重104kg（BMI 27.9）の巨漢スポーツライター、クリストファー・マクドゥーガルが、痛くなく走れる方法を探す中で、数百キロの渓谷をサンダルで飛ぶように走るタラウマラ族に出会う。その出会いは世界のウルトラマラソンランナーとタラウマラ族がともに走るレースの実現につながっていく。個性豊かな人たちがとにかく楽しく走りまくる。読めば必ず走りたくなり、あなたのBMI改善にもつながるかも。

リンカーン・ライムシリーズと聞いてピンとこなくても、デンゼル・ワシントン主演で映画化もされたシリーズ第一作『ボーン・コレクター』のタイトルを耳にしたことがある人はいるのでは。高位頸髄損傷のため車いす生活となった元ニューヨーク市警科学捜査本部長リンカーン・ライムの冴えわたる推理だけでなく、ツンデレ系美人警官アメリア・サックスとのやり取りも楽しめる。脊髄損傷を負ったライムが巻を重ねるごとに少しずつ回復していくのも見どころ。

北欧ミステリーは血なまぐさいものが多くてちょっと閉口することがあるが、この作品はそんなこともなく、個性的なキャラクターの描写が楽しめる。謎解きをする主人公、ヨハンソンの心の中での毒舌に思わずニヤリとする。なぜかシリーズ最終作から日本語訳されて出版されており（おそらく一番面白いのだろう）、そのために主人公が既に病床にあるという、ちょっと驚く設定だが、生活習慣病の塊のようなヨハンソンの病状は医学的な視点からとても興味深いので、その点からもおすすめ。

世の中には本当に面白い人がいるのだと実感する。私も郷里には有名な洞窟があり、

いつも訪れるのを楽しみにしていたので著者の洞窟愛はわからないでもないが、それでも異常である……。しかし、仲間の命を守りつつ洞窟探検を楽しむ目的で、スキルを磨くために現場で著者が発見していくノウハウや考え方、探検仲間に対する責任感などは、私たちの日常診療とも通じるところがある。洞窟内での排泄物処理法など、抱腹絶倒な場面も多数紹介されている。

---

p.94　『幻影の書』ポール・オースター 著・柴田元幸 訳　新潮社

マトリョーシカのように、物語の中に物語があり、またその中に物語がある、という構成がオースター作品の特徴。この小説はまさにその典型であると同時に、映画の世界も盛り込むことで多面性をより増している。ひとことで言ってしまえば「絶望の淵にあった男性の再生の話」なのだが、私自身にとっても、10年以上前にオースターの別作品を読んで期待外れと感じ、遠ざかっていたのを一気に引き戻してくれた「再生の」小説でもある。オースター作品を読むならぜひ本作から始めることをおすすめしたい。

---

p.100　『竜馬がゆく』司馬遼太郎　文藝春秋

すべての作品を読んだわけではないので勝手なことを言ってはいけないかもしれないが、『竜馬がゆく』は司馬遼太郎が一番楽しんで書いた本ではないかと想像する。それくらい筆が乗っている感じが伝わってくる。教科書から消えるかもと言われた坂本龍馬だが、やはりその人間的魅力は抗いがたい。きっと職場にいたらみんなが振り回されて大変な人だろうけど、きっと、ついていっちゃうんだろうなあと思う。そんなことをリアルに想像させる名著。面白すぎて止まらないので巻数に尻込みせず一度は読んでみてほしい。

---

p.104　『エベレスト初登頂』ジョン・ハント 著・吉田薫 訳　エイアンドエフ

エベレスト登頂に関する本や映画は多々あるが、登山隊のリーダーが記したという点で興味深い。天候の点から登頂を試みることのできる期限もせまる中、イギリス人ではないヒラリーとテンジンに登頂の可能性と栄誉を託したジョン・ハントのリーダーとしての決断力はすごいなと思う。実録画像と再現画像を合わせてエベレスト初登頂を再現した映画『ビヨンド・ザ・エッジ 歴史を変えたエベレスト初登頂』も併せて見ると、あんな装備、あんな服装で登頂を成し遂げたすごさが実感できる。

---

p.108　『八朔の雪　みをつくし料理帖』髙田郁　角川春樹事務所

p.28で紹介した本の本編。何度かドラマ化もされているが、やはり原作に勝るものなし。主人公澪の、料理人の成長物語としても読めるし、女の友情物語でもあるし、切ない恋愛もあれば、今も昔も変わらない、関東と関西の文化のギャップを感じる

面白さもある。どんな困難にあってもひたむきに前を向く澪を応援しない人はいないだろう。私もそうであったが時代小説が苦手な人こそ手にとって、読む喜びを味わってほしい。

p.111 『医師の感情 「平静の心」がゆれるとき』ダニエル・オーフリ 医学書院

p.112 『純情ヨーロッパ 呑んで、祈って、脱いでみて』
たかのてるこ ダイヤモンド・ビッグ社

旅行に行きたいけどプランを立てる余裕も行く時間もないというあなた、ぜひたかのさんの本と写真で妄想海外旅行をしてほしい。たかのさんのオープンな人柄が人を引き付けるのか、老若男女問わず、国籍を問わず、ユニークな人たちが次々と登場する。国が違っても人の思いは同じだと実感すると同時に、紛争の過酷な歴史を生き延びた市井の人々の生の声を聞くと、同じ地球人のひとりである自分の今の生活が、たくさんの人の血と涙の上に成り立っていることを感じる。

p.118 『ドン・キホーテ走る』鴻上尚史 論創社

劇団を率いる演出家の鴻上尚史さんは、雑誌SPAで『ドン・キホーテ』と名付けたエッセイを長年連載している。SPAを手に取るのはちょっと気恥ずかしいという方には単行本化されたこのシリーズがおすすめ。ちょっと笑いながらでも時々考えさせられる。たくさんの劇団員と接してきた鴻上さんは人生相談の名手でもあり、ネットでの回答は最近書籍化された（『鴻上尚史のほがらか人生相談 息苦しい「世間」を楽に生きる処方箋』、『鴻上尚史のもっとほがらか人生相談 息苦しい「世間」を楽に生きる処方箋』、朝日新聞出版）。私のこの本よりずっと役立つ答えが見つかるかも。

p.122 映画『キングスマン』2014年 イギリス

今やイギリスを代表する若手俳優となったタロン・エガートンの出世作。その点から見ても、可能性未知数の若者の成長物語というところがしっくりくる。登場人物もファッションも車もかっこよく、善と悪もはっきりしていてわかりやすく、気楽に楽しめる。シリーズ第2作は名言をくれた恩人、先輩であるハリー（コリン・ファース）と成長したエグジー（タロン・エガートン）との精神的葛藤が描かれ、こちらもメンターとの関係を考えるうえでなかなか奥深い。

p.126 『わたくしが旅から学んだこと』兼高かおる 小学館

私は知らなかったのだが、兼高かおるさんは母世代の憧れであったらしい。世界を縦横無尽に行き来し現地の息遣いを生き生きと伝える姿に刺激を受け、海外に渡った日本人もたくさんいるそうだ。『テルマエ・ロマエ』の著者、ヤマザキマリさんもそ

のひとり。この本は兼高さんが現役を退いた後の回想録だが、素敵な生き方をしてきた人はいくつになっても素敵なのだなあと感じ、母娘二代で憧れる結果となった。海外旅行に行ってみたいけど迷っている、コロナ時代にせめて書物の中だけでも旅したい、という人に。

---

p.127　『魂萌え！』桐野夏生　毎日新聞社

---

p.130　『日日是好日』森下典子　飛鳥新社

日本の女性たちが嫁入り修業として茶道を嗜んでいたのは遠い昔になった。でも、茶道の神髄というのは日常生活と深くつながっているのだということを、この本を読んで知った。それは私たちの心を穏やかに、豊かにし、人との関係をしなやかにし、明日への道を示してくれるもの。何度も読み返し、出会えて良かったと心から思える、一生の友になる一冊だ。

---

p.134　p.130で紹介

---

p.138　『ありがとう、さようなら』瀬尾まいこ　メディアファクトリー

『そして、バトンは渡された』、『幸福な食卓』など、思春期の少年少女を描くのがうまいなあと思っていたら作者が中学校の先生だったことを、このエッセイを読んで知った。おっちょこちょいな瀬尾先生だからこそ生徒との距離が縮まる様子は、謙虚さや自分をさらけ出すことの大切さを教えてくれる。生徒の立場から読めば、誰もが「そうそう、こんなことあった」と懐かしくなって、ちょっとタイムスリップできるお得感も。

---

p.142　『刑務所図書館の人びと　ハーバードを出て司書になった男の日記』
アヴィ・スタインバーグ 著・金原瑞人 他訳　柏書房

大学卒業後クスリにおぼれ道を見失っていた著者が新聞の求人欄をふと見て応募したのはボストン刑務所の図書館司書。働くうちに、本や作文の講習会を通じて受刑者たちの人生に触れ、モラトリアム状態を脱していく。「刑務所にいる人＝自分たちとは違う人」、というレッテルがいかにいい加減なものかを感じさせる。進路に迷っている人に。類書として犯罪被害者だった女性が刑務所での読書会に参加して心の垣根を取り払っていく『プリズン・ブック・クラブ　コリンズ・ベイ刑務所読書会の一年』（アン・ウォームズリー著・向井和美 訳、紀伊國屋書店）も一読の価値あり。

---

p.145　『日常診療で臨床疑問に出会ったとき何をすべきかがわかる本』
片岡裕貴　中外医学社

---

p.150　『ユーコン川を筏で下る』野田知佑　小学館

世界の川をカヌーで旅する野田さんが、齢75歳にして今度は筏で川下りをしてしまった。雄大なユーコン川と大きくて温かい野田さんの人柄がマッチしている。犬2匹、老若男女、人種もさまざまな筏旅の仲間もユニーク。姿婆を忘れたくて川下りに出るのに、やっぱり人と会うのが喜びと語る野田さんの心境は興味深い。

p.154　『火山のふもとで』松家仁之　新潮社

松家仁之さんのデビュー作だが、紡ぎだす世界観、透明な文章はとても初めての小説と思えない。良質な翻訳小説をセンスのいい装丁で日本に紹介してくれる、「新潮クレスト・ブックス」の創刊者だからこそだろうか。「夏の家」と呼ばれる軽井沢の別荘で繰り広げられる、新人建築家「ぼく」と、「先生」との関係は、研修医と指導医の関係にも似ている。若い人は「ぼく」に、年齢を重ねた人は「先生」に、自分自身を重ねて読めるかもしれない。建築にも興味が湧き、「夏の家」を探しに行きたくなってしまう。

p.158　『3時のアッコちゃん』柚木麻子　双葉社

女性の上司はやりにくい、そんなイメージもあるかもしれない。でも、アッコちゃんみたいな上司だったら毎日が楽しそう。言いたいことを言うけれど、その言葉には愛がある。部下のお悩みポイントを言わなくても発見し、そっとサポートしてくれる。そしておいしいものを知っていて、みんなに分けてくれる。これぞ理想の上司。上級医との関係に病んでいるあなたはシリーズ第一作『ランチのアッコちゃん』からページをめくってみて。ふふっと笑って元気が出てくると思います。

p.162　『EAT & RUN　100マイルを走る僕の旅』
　　　　スコット・ジュレク 他著・小原久典 他訳　NHK出版

"You are what you eat." を体現しているのがスコット・ジュレクかもしれない。ウルトラマラソンレースで記録を残し続ける彼の体と精神が、どんな食べ物に裏打ちされているのかが理解できる。私たちがこれだけ真剣に、自分のからだのこと、心のこと、何を食べるべきかということについて考えることがあるだろうか？　彼のようなストイックさはまねできないけれど、自分の生活を振り返る余裕は持ちたいと思わせられる。

p.165　『ドラッカー名著集4　非営利組織の経営』
　　　　ピーター・F・ドラッカー 著・上田惇生 訳　ダイヤモンド社

極地探検家・角幡唯介さんは、私の「同世代で尊敬するすごい人」リストに名を連ねるひとり。彼の探検は、綿密な調査と準備、リハーサルによって裏打ちされていて、探検は無謀なものなんてとても言えない。目標を定め、それを確実に実行するにはどうすべきかということをいつも学ばせてもらっている。実行できていないけど……。興味を持った方は開高健ノンフィクション賞受賞作『空白の五マイル　チベット、世界最大のツアンポー峡谷に挑む』(集英社)からぜひお読みいただきたい。

インターネットで岡田さんの書いたアメリカ生活についてのブログを読み、興味をもって手に取った本だった。ニューヨーク在住中の出来事をぎゅっとつめこんだ著者の「ニューヨークの魔法」シリーズの一冊。毎回、躍動感あふれる日本語の文章の後に、短くて実用的で、口にできたらちょっとかっこいい英語の一文が載っている。あなたが英語アレルギーでもきっと抵抗なく読んでもらえるはず。

地球を北から南へ縦断するプロジェクト“Pole to Pole”の参加記録『この地球を受け継ぐ者へ』(筑摩書房)から20年以上が経過しても、石川直樹さんの透明な文章は変わらない。核心をズバリとついているのにキツくない、心にするりと入り込む自然な文章は、いつも大きな自然を相手にしているからこそ生まれるのだろうと思う。石川さんの目から世界のいろいろな顔を見て一緒に旅しているような気分になれる本。

マラソンとスキー、ふたつのスポーツに挑む盲目の選手と、彼らを支える伴走者を描いた小説。人と人との「支える」、「頼る」という関係は一方向のように見えて実は双方向だということ、そこから感動が生まれることを伝えてくれる。患者さんと私たち医療者の関係、親と子の関係、師と子弟の関係、一方的に見えるどの関係も実はお互いに支えあい影響しあっており、相手のおかげで自分が存在しているのだという感謝の念がわく。

出自も経済状況も異なる青年たちが、ナチス政権時代に行われたベルリンオリンピックに向けて切磋琢磨する。場合によっては地味であっても自分の役割に専念し、お互いを尊重しあう選手たちの姿からチームワークとは何かを教えられる。そして勝利は選手たちだけではなく、指導するコーチや、ボートを彫る技術者、家族、恋人ら

の支えによってもたらされるのだとも実感する。個人的には、舞台となっている第
二次世界大戦中、学業も運動能力も優れ将来を嘱望されるボート選手らは前線に赴
くことなく、戦後もそれぞれの能力を活かして活躍できた事実と、同じ時代に生き
た日本の若者たちとの境遇の大きな差に愕然とした。

人気ミステリー作家リチャード・キャッスルとニューヨーク市警殺人課の刑事ケイ
ト・ベケットのコンビが事件を解決するドラマ。（身体的にも、精神的にも）強い女
性と弱く見える男性、という組み合わせは最近の海外ドラマの設定では珍しくなく
なったけれど、ここまで子どもっぽく腕力のない男性メインキャラクターも珍しい。
しかしそんなキャッスルだからこそ、一見強く見えるベケットのもろさを見抜いて、
さりげなく支えることができるのかもしれない。キャッスルとベケット、キャッス
ルの家族、ベケットの同僚らとの掛け合いにくすっと笑ってしまう場面も満載。仕
事で疲れたあなたをきっと癒してくれるだろう。

『BORN TO RUN』の関連の本だが、医師でもある著者が、炭水化物を減らした食事や
一時期はやったマインドフルネスなど心の持ち方といったさまざまな切り口から、
「機能するからだ」を作るノウハウを語るユニークな一冊。信じて実行するかどうか
はあなた次第。私はちょっと、はまりました。

『ダウントン・アビー』を見てイギリスの貴族社会、使用人社会に興味を持ち手に取っ
た本。執事というのは不思議な立場だ。使用人たちの総元締め、一番上に立つリー
ダーであると同時に、雇い主の貴族から見れば使用人である。上からの要求に応え
つつ、下の者たちも満足させなければいけない難しい（病院で言えば、医長か部長の
ような）立場での舵取りを、名執事エドウィン・リーのもとで働いた使用人の人々の

言葉から学ぶことができる。研修医や専攻医のあなたは、リーダーの孤独というものもちょっと理解できて、指導医との距離が縮まるかもしれない。

p.211 『ヒューマン・ファクター』グレアム・グリーン 著・宇野利泰 訳　早川書房

p.212 『旅をする木』星野道夫　文藝春秋

星野道夫さんの本は写真も素晴らしいが文章も素晴らしい。亡くなって長い時間がたってもなお、人や自然に対する温かいまなざしを映し出す文章は変わらず胸を打つ。どうやったらこんな言葉が書けるのだろうと憧れてしまう。文章を読む元気がなくても、写真だけボーッと眺めて心だけアラスカに旅するのもまたよし。あなたも星野さんが見たアラスカの風景を見たくなって、いつか旅に出てしまうかもしれない。

p.216 『ヒルビリー・エレジー　アメリカの繁栄から取り残された白人たち』
J.D.ヴァンス著・関根光宏 他訳　光文社

アメリカは自由の国。誰でも望めばアメリカン・ドリームは実現できるという。でもそれはアメリカ合衆国という国のほんの一面じゃないの？　と留学中に感じた疑問。その問いにひとつの答えをくれた一冊だった。日本と異なり多民族がひしめくアメリカを、ちょっとでも理解したい人に。

p.220 『ガーンジー島の読書会』
メアリー・アン・シェイファー 他著・木村博江 訳　イースト・プレス

すべて手紙文で綴られているので、最初は面食らうかもしれないが、時間と場所を超えて糸のように折り重なった人間関係が最後に美しい布を完成させるような名作。メールより時間のかかる、"snail mail"でなければこの話の良さは出せないだろう。戦争に翻弄されたチャネル諸島の歴史は、トム・クルーズとニコール・キッドマンがまだ仲良しだった時代の映画『アザーズ』でもまた違った味わいで描かれているので、併せてご覧いただくと面白さが増すだろう。

p.226 『街と山のあいだ』若菜晃子　アノニマ・スタジオ

高い有名な山を登るばかりが登山ではない。近所の毎日行ける里山にも魅力がありドラマがある。若き日に地元神戸の山に親しみ、山雑誌の会社に就職し、副編集長まで務めた著者が、その後東京近辺の里山にもなじむうちに、街と自然をつなぐ道の中で感じるちょっとしたこと、でも大切なことがみずみずしく描かれている。大事なものはあなたの手の届くところにあることに、気づかせてくれる。

おわりに

　本書を執筆している最中に、新型コロナウイルス感染症（COVID-19）のパンデミックが起こりました。

　この出来事の前後で、人々の価値観は大きく変わりました。医療現場ではマスクやゴーグルなどで防御して診療を行うことが当たり前となり、場合によっては患者さんに触れることも制限せざるを得なくなりました。医療の基本と教えられたはずの、患者さんと医療者との信頼関係構築が、今後容易ではなくなっていく可能性があります。医療の理想と現実のギャップに悩む場面はさらに増えてくるかもしれません。

　これからの beyond COVID-19 時代（SARS-CoV-2ウイルスが過去のものとならない可能性は高いので、after という言葉は使えませんが、それでも大事なものは守りたいという気持ちを込めてこう呼びました）に臨床医として生きるみなさんに願うこと、それは、どんなときも人と出会うことを諦めないでほしいということです。たくさんの患者さんと診療を通じて

出会うのはもちろん、医療の領域を超えてたくさんの人と出会ってほしいのです。それが難しいときはぜひ本を読んでください。人や本との出会いは想像力を育み、片寄った考えに陥ることを防ぎ、あなた自身の価値観の礎となります。その経験は困難に直面したときにあなたを支える力になってくれます。

　悩みや不安にとらわれることなく、自分で考え、ネガティブな出来事や感情を別のかたちに変えていく能力を身につけてほしい。それが、本書を通じていちばんお伝えしたかったメッセージです。

2020年7月

柳井真知

著者・編集協力者プロフィール

柳井真知 (やない まち)

神戸市立医療センター中央市民病院 救命救急センター医長

兵庫県芦屋市生まれ、山口県美祢郡育ち。2000年神戸大学医学部卒業。神戸市立中央市民病院内科研修医。同救命救急センター専攻医としてER救急を、聖マリアンナ医科大学救急医学にて集中治療の基礎を学ぶ。途中VA West Los Angeles Medical Centerで基礎医学の洗礼を受ける。

字が読めるようになったときから本の魅力に、夏山診療に出会った国家試験浪人時代から山の魅力に、帰国後銀世界を訪れたときからスキーの魅力に取り憑かれている。酒とおいしいものがあれば満足。座右の銘は "Keep calm and carry on".

有吉孝一 (ありよし こういち)

神戸市立医療センター中央市民病院 救急科部長兼救命救急センター長

福岡県宗像市出身。1991年福岡大学医学部卒業。

沖縄県立中部病院インターン、外科レジデントを経て神戸市立中央市民病院 救命救急センター 初代専攻医。以降、ER救急を神戸に広める。途中、佐賀大学でいろいろな洗礼を受ける。30歳過ぎから空手の魅力に取り憑かれ、2018年第1回沖縄空手国際大会出場。

柳井とは、医学よりも本や映画の情報交換に余念がない。酒は呑めない。珈琲が好き。ウィズコロナ時代の座右の銘は開高健の「明日世界が滅びるとしても、今日あなたはリンゴの木を植える」。

みんな、かつては研修医だった。
医師が答える医師たちの悩み

2020年9月10日　第1版 第1刷 ©
2020年10月30日　第1版 第2刷

著　者　　柳井真知　YANAI, Machi
編集協力者　有吉孝一　ARIYOSHI, Koichi
発行者　　宇山閑文
発行所　　株式会社金芳堂

　　　　　〒606-8425 京都市左京区鹿ケ谷西寺ノ前町34番地
　　　　　振替　01030-1-15605
　　　　　電話　075-751-1111（代）
　　　　　https://www.kinpodo-pub.co.jp/

組版・装丁　HON DESIGN
イラスト　　藤原なおこ
印刷・製本　モリモト印刷株式会社

落丁・乱丁本は直接小社へお送りください. お取替え致します.

Printed in Japan
ISBN978-4-7653-1837-2